Heike Baum

Ist Oma jetzt im Himmel?

Vom Umgang mit Tod und Traurigkeit

Kösel

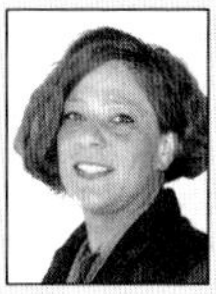

HEIKE BAUM

Die Autorin, geboren 1963, ist Spielpädagogin, Gruppendynamikerin und Supervisorin (DGSv). Als freiberufliche Fortbildnerin leitet sie seit mehr als zehn Jahren Seminare für MitarbeiterInnen aller pädagogischer und therapeutischer Praxisfelder. Ihr Schwerpunkt dabei sind emotionale Themen wie Trauer, Wut und Angst. Durch ihre langjährige berufliche Erfahrung mit Kindern und Jugendlichen sind ihr die häufig unbeachteten intrapsychischen und emotionalen Themen dieses Alters besonders wichtig.
Als Autorin ist sie bekannt durch ihre vielfältigen Veröffentlichungen von pädagogischen und spielpädagogischen Fachbüchern, die sich häufig innovativen und neuen Themen widmen, sowie durch ihre Brettspiele.

Danken möchte ich meiner Lektorin Heike Mayer, die mit ihrer konsequenten Fachlichkeit und mit ihrer konstruktiven und fruchtbringenden Kritik großen Anteil an der hohen Qualität dieses Buches hat.

Erziehungsarbeit wird nach wie vor überwiegend von Frauen geleistet. Daher ist in diesem Buch der leichteren Lesbarkeit wegen grundsätzlich von weiblichen Erwachsenen die Rede. Männliche Leser mögen bitte darüber hinwegsehen.

Druck und Bindung: Kösel, Kempten
Umschlag: Kaselow Design, München
Umschlagmotiv: Image Bank/G.M. David De Lossy
Illustrationen: Stefanie Scharnberg
ISBN 3-466-30586-1

Gedruckt auf umweltfreundlich hergestelltem Bilderdruckpapier (säurefrei und chlorfrei gebleicht)

Inhalt

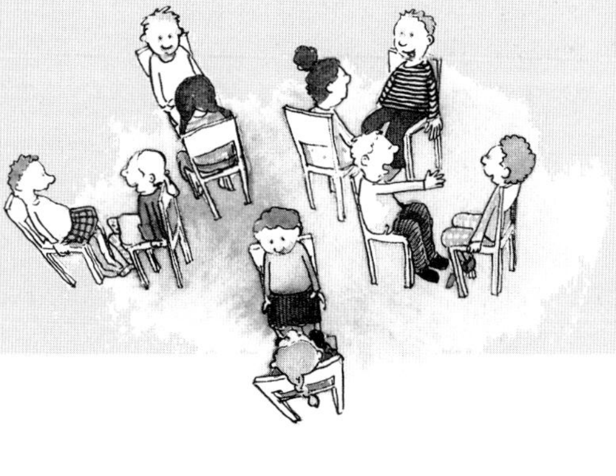

Vorwort

Nun aber ist es Zeit,
dass wir unseres Weges gehen:
ich, um zu sterben,
ihr, um zu leben.
Welches von beiden das Bessere ist,
das wissen nur die Götter.

SOKRATES

Liebe Leserinnen, liebe Leser,

diese Zeilen von Sokrates machen uns, die wir Trauer sicher alle schon erlebt haben, deutlich, dass Trauer für die Zurückbleibenden eine sehr schwer zu bearbeitende Emotion ist.
Trennung ist schmerzhaft und Trauer eines der ungeliebtesten Gefühle, die wir kennen, ein Gefühl, das im Abschiedsschmerz einem geliebten Menschen gegenüber seinen Höhepunkt findet. So können die Zeilen von Sokrates auf das Sterben eines Menschen hinzeigen, aber auch auf die Veränderungen, die ein Mensch im Laufe seines Lebens durchläuft.
Trennung ist immer ein Ergebnis des Wachsens, der inneren Weiterentwicklung. Egal ob ein Kind das Elternhaus verlässt, weil es eine Ausbildung beginnt, oder ein Paar sich nach einigen Jahren trennt. Beides ist Ausdruck von Entwicklungen, die zu Veränderungen der Lebensform und zu Trennungen führen, die Lebensphasen beenden. So ist jeder Abschied einer bisherigen Situation auch ein Stück dessen, was wir Sterben nennen. Wenn Ehepartner sich trennen, ist die gemeinsame Zeit »gestorben« und unwiederbringlich vorbei. Wenn ein Kind das Elternhaus verlässt, bleibt es Kind, aber die Zeit der Kindheit ist vorbei und die Eltern müssen diesen Verlust erleben, durchleiden und neue eigene Ziele entwickeln, wie das beim Tod eines Menschen ebenso stattfindet.
Das Gefühl der Trauer anzunehmen und bewusst zu erleben fällt uns schwer. Und doch gehört es zu unserem Leben dazu – wie die Geburt, wie die Liebe.

Kinder gehen mit Abschied anders um als wir Erwachsene es tun. Das liegt zum einen daran, dass Kinder starke Emotionen anders verarbeiten, aber auch an den entwicklungspsychologischen Aspekten der einzelnen Phasen beim Größerwerden (mehr darüber lesen Sie im folgenden Kapitel). Doch eines ist bei allen Menschen gleich:
Je früher wir lernen können, mit diesem schmerzhaften Gefühl umzugehen, umso mehr Chancen bekommen wir, Möglichkeiten, vielleicht auch Rituale zu entwickeln, um die notwendigen großen und kleinen Abschiede im Leben zu gestalten. Für Kinder bedeutet dies, dass sie angewiesen sind auf Menschen, die bereit sind, sich mit dem Gefühl von Verlust auseinander zu setzen, und dem Kind die Möglichkeit geben, Eigenes auszuprobieren und die dabei erlebten Gefühle bewusst zu spüren und zu äußern.

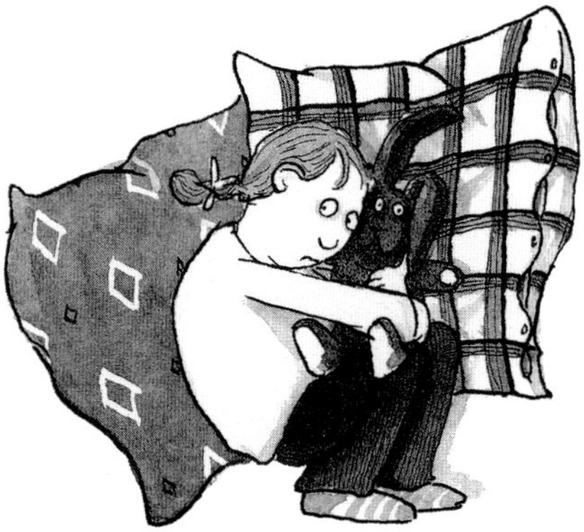

Im Grunde sind auch wir Erwachsene immer wieder neu auf der Suche nach dem Umgang mit Abschied. Mit jedem neuen Verlust werden alte Erfahrungen aktiviert und der alte Schmerz erneut spürbar. Versöhnlich daran empfinde ich immer wieder, mit diesem Erleben nicht allein zu sein. Das Schicksal von Trennung und Abschied teilen wir alle!
Deshalb will dieses Buch Ihnen Mut machen, sich mit den Kindern auf die Suche zu begeben, alte Formen des Umgangs mit Trauer wiederzuentdecken und neue zu entwickeln. Nicht nur bei den großen Abschieden wie dem Tod. Sondern gerade auch bei den kleinen im täglichen Leben.

Ich wünsche Ihnen Kraft und Lebensfreude dabei.

Heike Baum

Scheiden tut weh ...

Wie Kinder trauern und was Erwachsene darüber wissen sollten

Sicherlich hat jede und jeder von Ihnen schon Erfahrungen mit dem Gefühl der Trauer gemacht, das sich im Abschied manifestiert. Die Trauer gehört zu den ungeliebten Gefühlen, sie schmerzt und deshalb wollen wir sie nicht gern spüren. Der Tod gehört jedoch zum Leben, wie das Atmen. Das ist für uns sehr schwer zu akzeptieren und trotzdem unabdingbar.

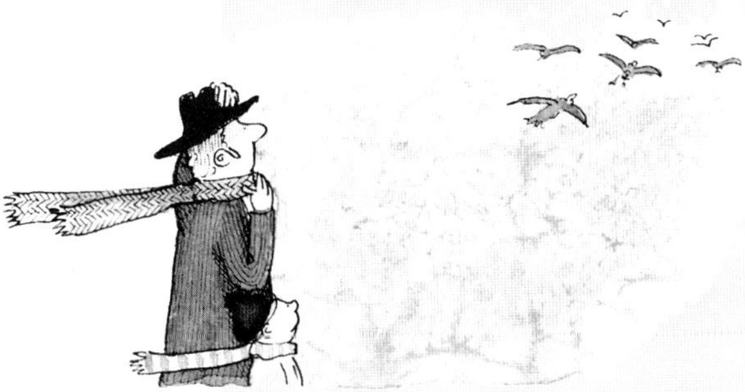

In diesem Buch geht es nicht nur um den großen Abschied, den wir akzeptieren müssen, wenn ein Mensch oder ein Tier stirbt und so eine Lücke im Leben der Hinterbliebenen hinterlässt, sondern auch um die kleinen Abschiede im Alltag. Mit ihnen können wir Verlust und Trauer erleben lernen und individuell für uns einen Umgang damit finden.

Abschied und Neubeginn liegen oft nah beieinander

Den ersten großen Verlust erleben wir Menschen, wenn wir geboren werden. Ein Ereignis, das gefeiert wird. Wir betonen in unserer Kultur die Freude darüber, dass ein neuer Mensch auf die Erde kommt, und feiern dies.
Dabei denken wir häufig nicht darüber nach, wie groß der Abschied und der Verlust von Symbiose in diesem Moment für die Mutter und das Kind sind. Für mich ein wunderschönes Beispiel, an dem deutlich wird, wie notwendig manche Abschiede in unserem Leben sind. Würde die Trennung von Mutter und Kind nicht erfolgen, müssten beide Menschen sterben.
Und noch eines wird daran deutlich. Geburt ist keine leichte Sache. Sie ist schmerzhaft und anstrengend für Mutter und Kind. Im Notfall muss der Körper der Mutter sogar aufgeschnitten werden, damit das Kind von ihr getrennt werden kann. Symbolisch gesehen ist dies sehr gewaltsam. Auch wenn das Kind dies ob seiner Sprachlosigkeit bei der Geburt nicht formulieren kann, erlebt es die Angst, wie es wohl weitergeht in dem neuen Lebensabschnitt. Es spürt die Kälte und den Zwang, sich von nun an Schritt für Schritt selbst zu versorgen (beginnend mit dem eigenen Atmen) und sich damit noch weiter von der Mutter zu trennen – so lange, bis es selbst erwachsen ist und selbstständig.
So erleben wir Menschen vom ersten Tag an, Abschiede zu gestalten und Trennungen zu vollziehen – häufig ohne uns dessen bewusst zu sein. Wir sehen die positiven Aspekte, das Wachsen des Kindes, wie es sich entwickelt, und vermeiden es, den traurigen Teil bewusst wahrzunehmen.
Wenn ein Kind abgestillt wird, freut sich die Mutter vielleicht über die Flexibilität, die sie dadurch wieder erhält, der Vater darüber, dass er die Versorgung nun ganz übernehmen kann. Aber es ist ein Abschied von einer ganz bestimmten Qualität von Nähe, welche nur Mutter und Kind miteinander teilen können und die mit dem letzten Stillen endgültig zu Ende ist.
Diese Abschiede, die von uns häufig nur in ihrem freudigen Aspekt erlebt werden, wiederholen sich noch oft, bis die Kinder groß und flügge sind. Unterschiedlich wie wir Menschen sind, nehmen wir diese Trennungen auch unterschiedlich wahr. Manche leiden eher aufgrund des Verlusts, andere freuen sich über die neu gewonnene Freiheit. Beide Gefühle *gleichzeitig* zu spüren und sie *bewusst* wahrzunehmen ist jedoch ungeheuer schwer.

Gefühle sind nicht »gut« und »böse«

Das Erleben eines jeden Abschieds ist mit vielen unterschiedlichen Gefühlen verbunden. Je früher wir lernen, alle diese Gefühle wahrzunehmen und sie auszudrücken, umso stärker sind wir vorbereitet auf den Abschied, der uns geliebte Menschen für immer und unwiederbringlich nimmt. Den Tod.

Im Abschied erleben wir häufig nicht nur den Verlust und die Wut darüber, sondern manchmal auch eine Befreiung und Erleichterung. Je nachdem, was für ein Abschied das ist, können wir aus moralischen und ethischen Vorstellungen heraus die Gefühle in ihrer ganzen Bandbreite spüren und zugeben oder nicht.

So hatte ich selbst lange Zeit ein schlechtes Gewissen, als ich bei dem Tod meines Vaters vor allem die Erleichterung und Befreiung spürte. Mein Vater war über eine sehr lange Zeit krank gewesen und auf die Hilfe meiner Familie angewiesen. Dies war für mich eine hohe Belastung und sein Tod gab mir – trotz aller Trauer – meine Freiheit zurück. Ich musste nun kein schlechtes Gewissen mehr haben, weil ich ihn nicht jede Woche besuchen konnte, mich zu wenig um ihn kümmerte. Hilfsbereitschaft und die Versorgung der eigenen Eltern in Krankheit oder im Alter sind in unserer Gesellschaft jedoch hohe Werte. Diese gesellschaftliche Norm, für die eigenen Eltern da sein zu müssen, verhinderte eine ganze Weile, dass ich zu dem Gefühl stehen konnte, auch befreit zu sein.

Hilfreich sind in solchen Momenten Menschen, die akzeptieren können, dass ein jeder Mensch ganz individuell trauert und die Gefühle sich nicht nach Normen richten. Gefühle sind Ausdruck unseres inneren Selbst und deshalb wunderbar, ehrlich, richtig und ernst zu nehmen.

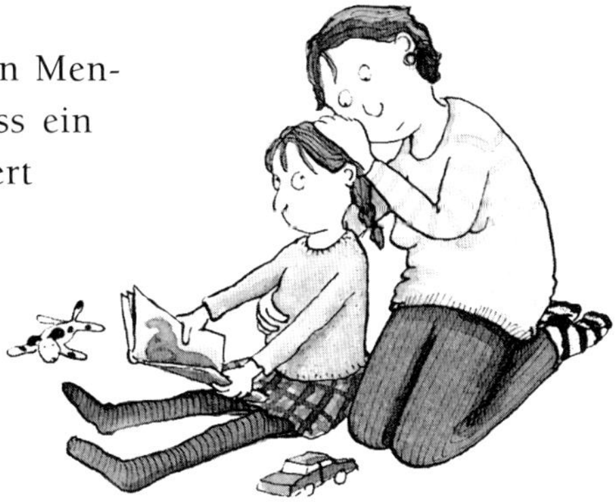

Besonders Kinder spüren schnell, wenn Erwachsene die Gefühle der Kinder nicht ernst nehmen oder sie gar verurteilen. Was sie in solchen Situationen lernen, ist, dass es gute und schlechte Gefühle gibt. Dies hat zur Folge, dass Kinder sich selbst als »böse« erleben, weil sie angeblich schlechte Gefühle spüren. Damit entgeht ihnen die Möglichkeit, die eigenen Emotionen offen anzunehmen und sie als das zu akzeptieren, was sie sind: ein Ausdruck dessen, was in ihrem Innersten vorgeht. Ein wichtiger Aspekt, der ihnen Hinweise gibt, wie und mit wem sie ihr Leben gestalten und verbringen wollen.

Der Tod sollte kein Tabuthema sein

Viele Erwachsene wollen Kinder schützen vor dem Thema Trauer. Sie dürfen nicht mit zur Beerdigung von der Oma, und der Wellensittich ist nicht tot, sondern in den Vogelhimmel geflogen.

Verständlich ist das, denn wir Erwachsene wünschen uns sehr, dass die Kindheit unbelastet und freudig verläuft. Aber das Leben ist nicht so. Kinder haben von Anfang an viele Ängste und Sorgen. Zum Teil werden diese vom Umfeld geschaffen, zum Teil sind sie entwicklungspsychologisch bedingt. So wird zum Beispiel für Kinder ab etwa sechs Jahren zum ersten Mal intellektuell erfassbar, was der Tod wirklich bedeutet und dass sie selbst auch davon bedroht sind. Das macht erst einmal Angst – ganz egal ob sie mit dem Tod bereits konfrontiert waren oder nicht.

Kinder spüren die Angst und den Schrecken der Erwachsenen und es entsteht dadurch das Gefühl, dass »man« darüber nicht reden darf. Damit verlieren sie jedoch die Chance, sich mit dem Thema Abschied auseinander zu setzen und sich vorzubereiten auf den Fall, dass ein geliebter Mensch, ein geliebtes Tier oder sie selbst sterben. Dadurch wird der Tod zum Tabu.

Kinder brauchen jedoch die Möglichkeit, mit ihren traurigen und wütenden Gefühlen umzugehen, Fragen zu stellen und eigene Erfahrungen zu machen – ganz besonders, wenn sie mit dem Thema in irgendeiner Weise intensiver konfrontiert sind.

Und gerade weil wir Erwachsene an so vielen Stellen keine fertigen Antworten parat haben, ist eine solche Auseinandersetzung eine wunderschöne Gelegenheit, sich gemeinsam auf die Suche zu machen nach dem Sinn, nach dem Warum und Wie, und von den gegenseitigen Erfahrungen zu lernen. Dabei wird sichtbar, wie unbefangen Kinder mit dem Thema Tod umgehen. Sie legen sich ohne mit der Wimper zu zucken in einen Sarg, um auszuprobieren, ob er auch bequem ist. Sie fragen den Friedhofsgärtner Löcher in den Bauch. Kinder sind neugierig und wollen die Welt ganz begreifen. Nicht nur das Leichte und Schöne. Und ich finde, sie haben ein Recht darauf, selbst zu entscheiden, ob und inwieweit sie sich auf das Thema Abschied, Sterben und Tod einlassen wollen. Die Aufgabe von uns Erwachsenen ist es dabei, unsere eigenen Ängste so weit zu bearbeiten, dass wir Kinder begleiten können – in ihrer Neugier und in ihrem Trauerprozess.

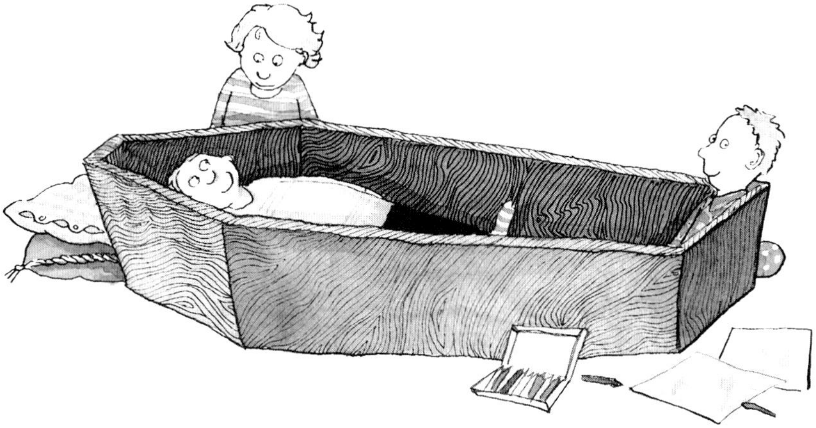

Stimmungen wechseln im Trauerprozess häufig

Trauernde Kinder benehmen sich in Zeiten, in denen sie mit dem Tod erste Erfahrungen machen, anders als Erwachsene. Sie können in der Regel das Gefühl von Traurigsein nicht konsequent durchhalten. Ihre Stimmungen wechseln häufig, manchmal ganz schnell. So kommt es vor, dass Tom, dessen Vater vor kurzem bei einem Autounfall ums Leben gekommen ist, im Kindergarten still und in sich gekehrt in der Ecke sitzt. Er wirkt, als wäre er lediglich körperlich anwesend, und wiegt sich selbst ein wenig. Dann ist es, als würde ein innerer Schalter umgelegt. Er schaut auf, sieht sich um, lacht seine Freunde an und geht in die Ecke mit den Bauklötzen. Innerhalb von Minuten hat er sich integriert und ist in das gemeinsame Spiel vertieft. Er wirkt dabei glücklich und zufrieden.
Wie lange die Trauerphase anhält, ist nicht pauschal zu sagen. Je nachdem, wie nahe der Mensch oder auch das Tier dem trauernden Kind gestanden hat, wie alt das Kind ist, welche Unterstützung es von außen bekommt, kann sie länger oder kürzer andauern. Zudem verläuft die Verarbeitung von Trauer in unterschiedlichen

Phasen. So folgt häufig auf eine relativ kurze trauernde Zeit ein Gefühlshoch, in dem alles überwunden scheint. Die Kinder und oft auch die Erwachsenen brauchen eine Zeit der Erholung, versuchen, zurück in den Alltag zu gelangen, und wenden sich damit wieder dem Leben zu, bevor die nächste schmerzhafte Trauerphase kommt.

Damit beginnt eine wechselhafte Zeit. Mal geht es dem Kind gut, dann wieder ist es in sich gekehrt und mit seiner Trauer erneut beschäftigt. Das Kind fängt dabei an zu begreifen: Es kann keinen Neubeginn geben, bevor der Abschied nicht vollzogen ist.

Es geht also darum, Kindern den Umgang mit Abschied zu ermöglichen und es ihnen leichter zu machen, ihn zu akzeptieren. Zu verstehen, dass der Abschied zum Neuanfang, der Tod zum Leben gehört, ohne dabei die eigenen Gefühle zu verdrängen oder diese zu verharmlosen.

Einen geliebten Menschen zu verlieren ist ganz, ganz schrecklich. Und trotzdem gehört gerade diese Härte zum Leben. Je früher wir das begreifen können und je eher wir uns damit auseinander setzen, umso leichter wird es uns fallen, den Tod als Bestandteil des Lebens zu akzeptieren. Die innere Leere und der Schmerz, der entsteht, wenn ein uns wichtiger Mensch aus dem Leben scheidet, wird dadurch nicht weniger. Aber es ist deutlich, dass dieser Teil – das Sterben – alle Menschen miteinander verbindet.

Wie Erwachsene helfen können

Das Erleben eines Todesfalls ist für ein Kind im Vorschulalter besonders schlimm. Es ist angewiesen auf Erwachsene, bei denen es sich sicher und geborgen fühlen kann. Das Endgültige, das der Tod mit sich bringt, macht Kindern Angst. Er kommt und niemand kann etwas dagegen tun. Er bringt das bisherige Weltbild des Kindes völlig durcheinander und das Kind braucht Zeit, um die Dimension überhaupt zu verstehen: Ja, die Oma ist jetzt tot, aber kommt sie denn nicht Weihnachten wieder zu uns? Erst nach und nach begreift es: Die Oma ist unwiederbringlich fort.

In dieser Zeit wird das Kind mit vielen unterschiedlich starken Gefühlen konfrontiert. Da gibt es Trauer um den Verlust. Wut, weil die Oma einfach so gegangen ist und das Kind alleine lässt. Angst, dass der Tod auch die Eltern oder das Kind selbst holen könnte. Angst, ob die Eltern jemals wieder fröhlich und stark werden können.

In diesem Alter hat das Kind wenige Möglichkeiten, all diese Gefühle in sich differenziert zu erleben und zu benennen. Oft fehlen ihm einfach die Worte und es ist darauf angewiesen, einen Erwachsenen zu finden, der für das Kind die Worte findet und die Gefühle mit der Situation in Zusammenhang bringt. So kann es zum Beispiel sein, dass ein Kind nach dem Tod eines geliebten Menschen plötzlich in der Kindertagesstätte anfängt, andere Kinder beim Spielen zu stören oder gar zu schlagen. Eine aufmerksame Erzieherin wird solche Situationen nutzen, um über seine Wut zu sprechen, die der Verlust in ihm auslöst.
Auch für das Lernen eines guten und versorgenden Umgangs mit sich selbst brauchen Kinder in Trauerzeiten Erwachsene, die bereit sind, sie in diesen Momenten bewusst zu begleiten. Dabei haben Erwachsene eine große Verantwortung, die Balance zu finden:
Einerseits muss das Thema den Kindern in aktuellen Situationen immer wieder angeboten werden. Andererseits sollte ihnen aber auch die Möglichkeit gegeben sein, sich spielerisch oder forschend damit auseinander zu setzen, ohne dass es ihnen übergestülpt wird. Die Gefahr wäre sonst, dass sie die Fülle der Informationen zu dieser Zeit gar nicht verarbeiten können.
So kann Tod und Abschied, ausgehend von einer aktuellen Situation, die Kinder in einem weiteren Zeitrahmen immer wieder beschäftigen. Je mehr sie spüren, dass Erwachsene sie ernst nehmen, umso mehr können sie sich selbst vertrauen.
Wichtig ist vor allen Dingen, dass sich Erwachsene Zeit zum Reden nehmen. Das bedeutet einerseits, mit den Kindern viel darüber zu sprechen, aber auch, dass die Erzieherinnen mit den Kolleginnen und die Eltern miteinander die eigenen Gefühle reflektieren. Kinder haben auch bei diesem Thema ein Recht auf die Wahrheit, und es ist die Kunst und die Pflicht des Erwachsenen, diese dem Weltbild des Kindes angemessen auszudrücken.
Um hierbei Hilfestellung zu geben, möchte ich im Folgenden die entwicklungspsychologischen Aspekte erläutern, die beeinflussen, wie Kinder den Tod erleben.

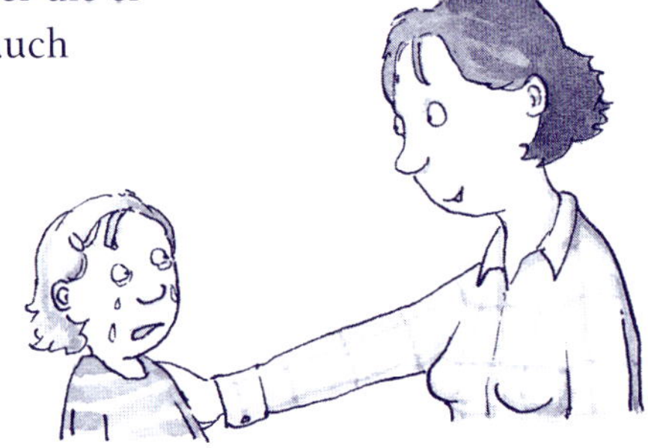

Kinder im Alter bis zu drei Jahren

Sie können mit dem Wort Tod noch nichts anfangen. Sie beschäftigen sich vielmehr mit der Geburt und mit der Entstehung von Menschen. Dabei spielt zwar auch der Tod eine Rolle – allerdings eher im Zusammenhang mit den Trennungsängsten der Kinder. Sie wollen sich versichern, dass die Bezugspersonen da sein werden, bis das Kind sich selbst versorgen kann. Tod wird in Verbindung gebracht mit weggehen, alleine lassen. Das aktiviert Ängste des Verlassenwerdens. Häufig erleben Kinder das Weggehen des Erwachsenen als Bestrafung für etwas, was sie getan haben und die Erwachsenen so nicht wollen. Daher ist es wichtig, Kindern, die in

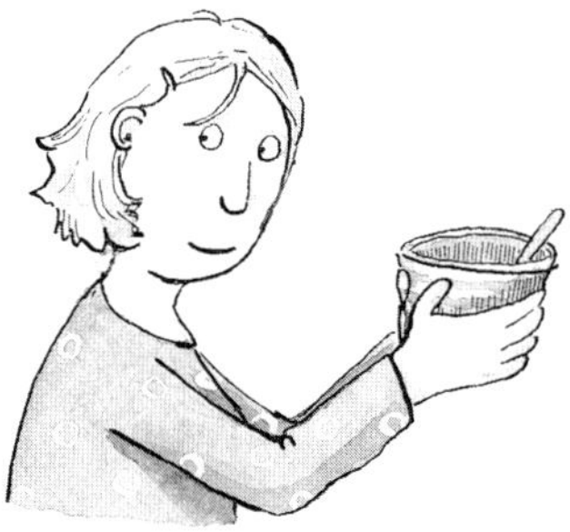

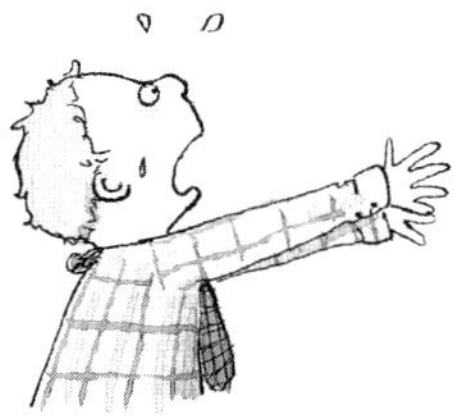

diesem Alter mit dem Tod konfrontiert sind, immer wieder zu versichern, dass es zum Beispiel für den Tod von Oma nicht verantwortlich ist. Dass die Oma das Kind lieb hat, auch über den Tod hinaus.
Tod ist bewegungslos und Kinder versuchen dies im Spiel immer wieder nachzuahmen, zu spüren, wie sich das anfühlt. Aber tot sein kann vom Kind nicht als endgültig erlebt werden. Es selbst steht ja auch immer wieder auf – auch wenn es sterben gespielt hat. Hinzu kommt, dass Kinder in diesem Alter Erwachsene als allmächtig erleben. Sie können so viel, was das Kind nicht kann; was Erwachsene leisten, kommt Kindern oft wie Zauber vor. Warum sollen diese Kräfte ausgerechnet beim Tod ihre Wirkung verlieren? Umso beängstigender ist es, wenn Kinder dann den Tod erleben und die Oma nicht wiederkommt. Dann haben alle Erwachsenen versagt und ein Kind beginnt sich zu fragen, was die Großen noch alles *nicht* können. Die Eltern erscheinen auf einmal nicht mehr verlässlich, das Kind und seine Lieben zu schützen.

Im Alter von vier bis fünf Jahren

In dieser Zeit beleben Kinder alles in der Welt. In ihrem Weltbild lebt der Teddy im Bett, das Auto, mit dem sie spielen, und die Blume im Garten. Geht etwas kaputt oder wird das Gänseblümchen gemäht, dann leiden die Kinder sehr und trauern. Kinder beginnen sich in diesem Alter für den Tod zu interessieren. Neugierig werden tote Tiere untersucht. Im Spiel werden die Freunde und Freundinnen erschossen oder sterben an einer schweren Krankheit. Haben Kinder Ärger mit anderen Kindern oder Erwachsenen, sagen sie schon mal: »Ich wünschte, du wärst tot.« Damit wollen sie ausdrücken: »Ich will, dass du weg bist, mich nicht mehr ärgerst.« Vier- und Fünfjährige verstehen den Tod noch nicht als unwiederbringlich und endgültig. Sie gehen davon aus, dass Tote irgendwann auferstehen und fröhlich weiterleben.

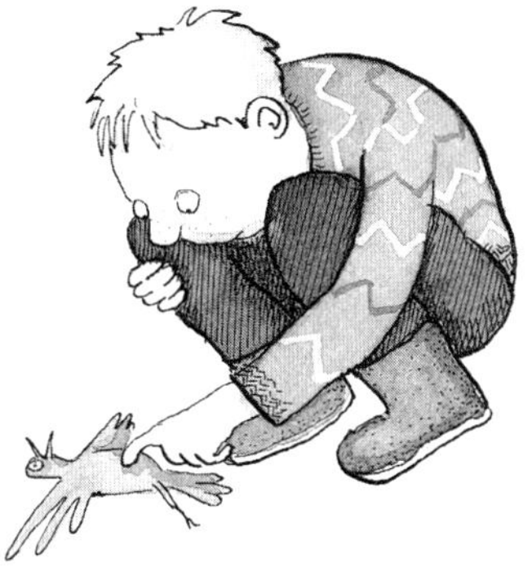

Sterben wird in dieser Zeit vor allem mit Alter und Krankheit in Verbindung gebracht, zum Teil auch mit Krieg oder anderen Gewalttaten. Assoziationen der Kinder in Bezug auf Sterben sind Bewegungslosigkeit, Dunkelheit, Schlaf und Ausbleiben von Lebenszeichen wie das Atmen oder Nahrungsaufnahme – aber nur vorübergehend. Gleich macht die Oma ihre Augen wieder auf und sagt, was sie immer gesagt hat: »Hallo mein Schatz, schön, dass du da bist!«

Das liegt daran, dass Kinder sich nicht vorstellen können, dass sie einmal nicht da waren und später einmal nicht sein werden. Eine endgültige Trennung von den geliebten Menschen kann emotional nicht fantasiert werden, da die Angst davor zu groß ist.

Machen Kinder in diesem Alter die Erfahrung, dass ein geliebter Mensch stirbt, werden zahlreiche Ängste aktualisiert. Sie haben Angst vor dem Einschlafen, Angst vor Dunkelheit und vor dem Alleinsein. Nun können sie sich ja nicht mehr sicher sein, dass Mama und Papa wiederkommen, also ist es besser, sie gehen erst gar nicht weg.

Hier ist es besonders wichtig, dass Erwachsene darauf achten, welche Wörter sie im Zusammenhang mit Sterben und Tod benützen. Die Oma ist nicht eingeschlafen, sie ist vielmehr gestorben. Die Schlafmetapher mag für uns Erwachsene tröstlich sein, weil wir damit einen friedlichen Abschied verbinden, aber für Kinder kann es bedeuten, dass sie vorsichtshalber nicht mehr einschlafen wollen: Wer sagt denn, dass sie wirklich wieder aufwachen? Auch bringt es Kinder durcheinander, wenn der Körper in der Erde verschwindet, aber die Oma im Himmel ist. Das muss Kindern erklärt werden und sie müssen die Freiheit bekommen, sich ein eigenes Bild vom Reich der Toten machen zu können. Lassen Sie sich das erzählen, um so mehr von den Hoffnungen, den Wünschen und den Ängsten der Kinder zu verstehen.

Insgesamt kann gesagt werden, dass Kinder *im Vorschulalter* den Tod noch nicht als endgültigen Abschied aus dem Leben begreifen können. Sie haben noch nicht die Möglichkeit, die gängigen drei Abgrenzungskriterien des Todes gefühls- oder verstandesmäßig zu erfassen:

- Der Tod betrifft alle Menschen.
- Der Tod ist unvermeidbar.
- Der Tod ist endgültig.

Im Alter ab etwa sechs Jahren

Erst ab dieser Zeit begreifen Kinder den Tod als etwas Endgültiges und Unwiederbringliches. Das intellektuelle Denken der Kinder lässt nun zu, auch abstrakte Zusammenhänge zu erkennen und sie zu akzeptieren. Dabei treten nun neue Ängste auf, da das Kind entdeckt, dass auch das eigene Leben endlich ist und nicht ewig währt. Die Kinder entwickeln ein großes Interesse am Tod, vor allem an den emotionalen Zusammenhängen. Je offener ein Kind mit Erwachsenen darüber reden kann, umso weniger tabuisiert muss es damit umgehen.

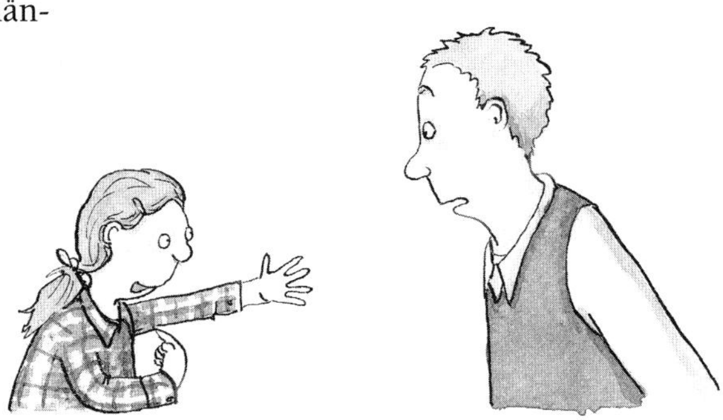

Tod und Trauer als Thema in der Familie

Wenn Kinder zu Hause oder im nahen Umfeld mit dem Tod konfrontiert sind, ist es für sie wichtig, sich mit ihren Ängsten, Sorgen, ihren Fragen und all ihren unterschiedlichen Gefühlen ernst und wahrgenommen zu fühlen. Sie sollten nicht grundsätzlich ausgeschlossen werden, weder von Gesprächen noch von einer anstehenden Beerdigung oder Trauerfeier. Es ist auch nicht hilfreich, wenn Erwachsene versuchen, ihre Gefühle ständig vor dem Kind zu verstecken. Kinder dürfen sehen, wenn Erwachsene traurig oder verzweifelt sind. Sie nehmen es sowieso wahr. Wenn es verheimlicht oder verleugnet wird, erhöht sich für die Kinder die Verwirrung und sie lernen, dass man bestimmte Gefühle nicht zeigen darf. Tränen hingegen können Kinder einordnen, da sie diese immer wieder selbst erleben.

Vier Dinge sind wichtig, wenn Erwachsene ein gutes Vorbild sein wollen für den Umgang mit Gefühlen:

- sich nicht mit der Trauer völlig abzukapseln, sondern den Kindern weiterhin Zuwendung und Aufmerksamkeit zu schenken. Mit ihnen über die eigene Trauer zu sprechen, aber auch noch ein offenes Ohr für die Alltagssorgen des Kindes zu haben;
- den Kindern zu vermitteln, dass sie nicht der Grund für die schmerzhaften Gefühle sind, auch wenn sie es sind, die den Tod immer wieder thematisieren;
- von den Kindern keinen Trost, Rat oder Unterstützung zu erwarten. Kinder sollten niemals für die Gefühle von Erwachsenen verantwortlich gemacht oder als Therapeuten missbraucht werden. Auch wenn es manchmal schwer fällt, Kinder gehen, wie Sie gelesen haben, anders mit Trauer um, sie müssen trotz allem auch mal laut und unbequem sein dürfen;
- den Kindern die Möglichkeit geben, über das Weinen zu sprechen. Der Anblick eines weinenden Erwachsenen kann für ein Kind auch erschreckend sein, vor allem, wenn es diese Person noch nie hat weinen sehen. Dabei muss der Erwachsene nicht sofort auf die Fragen eingehen, es kann mit dem Kind auch ein späterer Zeitpunkt vereinbart werden. Sinnvoll ist es, dem Kind dabei das Gefühl zu geben, dass es dem Erwachsenen gut tut, einmal wirklich laut und heftig zu weinen.

Gleichzeitig brauchen Kinder in solchen schwierigen Zeiten Erwachsene, auf die sie sich verlassen können, die ihnen Sicherheit und die Gewissheit bieten, dass das

Leben weitergehen darf. Wer gerade einen geliebten Menschen verloren hat, für den ist es manchmal einfach nicht möglich, dem Kind eine solche Stütze zu sein, da man selbst eine Stütze braucht. In so einer Situation ist es wichtig, sich der eigenen Verantwortung für sich selbst und dem Kind gegenüber bewusst zu werden und sich von außen Unterstützung zu holen. Fragen Sie einen Erwachsenen, der dem Kind nahe steht, ob er sich für eine begrenzte Zeit verantwortlich fühlen kann. Darüber hinaus hilft es Eltern und Kindern, sich in Trauergruppen mit Menschen zu treffen, die ähnliche Erlebnisse haben. Oftmals gibt es während der Trauerseminare auch ein Programm für Kinder.
Für weitere Informationen wenden Sie sich an den

Verein Verwaister Eltern Hamburg e. V.
Esplanade 15; 20354 Hamburg
E-mail: info@verwaiste-eltern.de
Internet: www.verwaiste-eltern.de

oder aber an

Angebote für Trauernde
Diakonisches Werk Württemberg
Heilbronner Str. 180; 70191 Stuttgart
Tel: 0711/1656-205

Eltern sollten auch daran denken, die Erzieherinnen, Lehrer, Eltern von Spielkameraden oder andere Bezugspersonen ihres Kindes über einen Trauerfall zu informieren, damit diese auf Veränderungen im Verhalten des Kindes oder auf besondere Bedürfnisse sensibler eingehen können.

Tod und Abschied als Thema im Kindergarten

Wenn in der Kindertagesstätte über Abschied, Trauer und Sterben gesprochen wird, müssen die Eltern mit einbezogen werden. Es gilt hier die Eltern aufzuklären, was die Erzieherinnen vorhaben und wie sie die Kinder durch das Thema begleiten wollen. Die Sorgen und Ängste der Eltern sind am besten an einem Elternabend zu besprechen, bei dem die Erzieherinnen erzählen, warum sie diese Fragen mit den

Kindern bearbeiten wollen. Sicher lassen sich Eltern auf das Thema ein, wenn sie begreifen, dass ihre Kinder dabei wichtige Lebenskompetenzen erwerben. Dies wiederum wird nur dann deutlich, wenn sich das Team der Kindertagesstätte darüber einig ist und die eigenen Ängste und Sorgen im Vorfeld so bearbeitet hat, dass es sich selbst dem Thema stellen kann. Trotzdem muss akzeptiert werden, wenn Eltern ihre Kinder zum Beispiel nicht mit in das Beerdigungsinstitut lassen. Dabei sind besonders auch religiöse Bedenken von Eltern mit anderem kulturellen Hintergrund zu bedenken und ernst zu nehmen.

Gibt es einen konkreten Trauerfall im Kindergarten, weil etwa ein Kind aus der Kindertagesstätte oder ein Geschwister gestorben ist, sollten die anderen Eltern darüber informiert werden. Wenn es organisatorisch nicht möglich ist, kurzfristig einen Elternabend einzuberufen, sollten die Eltern beim Bringen oder Abholen der Kinder informiert werden. Sonst kann es passieren, dass die völlig unvorbereiteten Eltern durch die Erzählungen und Fragen der Kinder mit einer Situation überfordert sind und damit im Kind unnötige Ängste auslösen.

Ist ein Kind im Kindergarten gestorben, brauchen aber auch die Erzieherinnen Unterstützung. Diese bekommen sie am besten von Fachleuten, die Trauerseminare durchführen, oder aber von SupervisorInnen vor Ort. Meines Erachtens sollte im Sinne der Sorgfaltspflicht gegenüber den eigenen MitarbeiterInnen die Begleitung dieses Prozesses vom Arbeitgeber genehmigt und bezahlt werden.

Die folgenden Spiele, Übungen und Ideen sind für zu Hause, Kindertagesstätten, die ersten beiden Grundschuljahre oder Kindergruppen gedacht. Der Großteil der Angebote eignet sich für ein, zwei oder mehr Kinder, für manche ist eine Mindestzahl an Mitspielern nötig. Kinder brauchen in ihrer Auseinandersetzung mit emotionalen Themen nicht nur Erwachsene, die sie möglichst wertungsfrei zu einem Ausdruck ihrer Gefühle und Gedanken ermuntern sollten, sondern auch den Austausch mit Gleichaltrigen. Es wäre daher wünschenswert, wenn Eltern ihren Kindern häufig ein entsprechendes Umfeld bereiten könnten.

Hinweis

Der Einfachheit halber sind die Kinder auf den folgenden Seiten in der Mehrzahl genannt, auch wenn es sich um Spiele handelt, die auch für ein Kind allein geeignet sind.

Anfang und Ende gehören zum Leben

Kleine Abschiede im Alltag bewusst gestalten

In diesem Kapitel finden sich kleine Spiele, Übungen und Anregungen, mit denen Kinder begreifen lernen, wie unser ganzes Leben von ständigen Veränderungen geprägt ist. Sie sollen aber auch die Neugierde der Kinder wecken, Fragen zu stellen und sich im geschützten Rahmen auf das Thema, das so oft tabuisiert wird, einzulassen. Uns immer wieder mit Neuanfang und Abschied zu beschäftigen fällt uns leichter, wenn wir uns dabei in eine Halt gebende Gemeinschaft eingebunden fühlen.

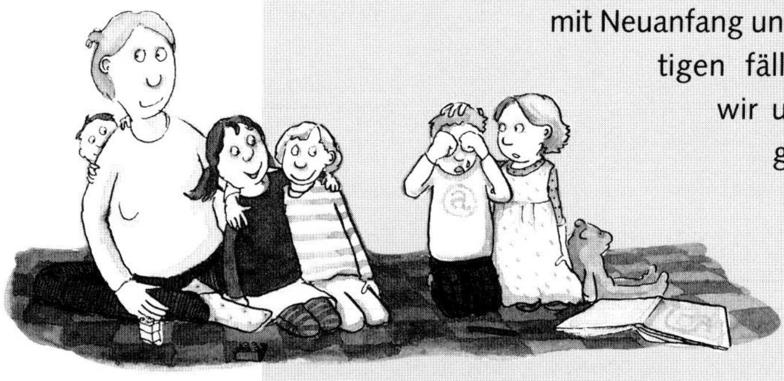

Bei Gesprächen über Veränderungen, Abschied und Tod ist es besonders wichtig, eine Atmosphäre zu schaffen, in der klar ist, dass es keine richtigen oder falschen Gefühle gibt, keine dummen Fragen und keine Antworten, für die man sich schämen muss.
Als Erwachsene sollten wir dabei immer wieder im Blick haben, dass Kinder eine andere Zugangs- und Umgangsweise haben als wir. Unsere Grenzen müssen nicht die der Kinder sein.

Werden und Vergehen im Jahreskreis

Nirgendwo ist es so deutlich zu beobachten, wie alles einer ständigen Veränderung unterliegt, wie in der Natur. Deshalb macht es Sinn, die Kinder darauf aufmerksam zu machen und mit ihnen ein ganzes Jahr bewusst unter diesem Aspekt zu betrachten.

Zu Beginn, im Frühjahr, liest eine Erwachsene ein Bilderbuch vor, in dem es um den Jahreskreis geht. Danach überlegen sich die Kinder, welche Abschiede und Neuanfänge es in der Natur gibt. Was sie wissen, greift die Erwachsene auf und ergänzt hier und da noch etwas. Haben die Kinder eine Frage, die er nicht beantworten kann, kann vielleicht eine Biologielehrerin gefragt werden.

- So etwa gibt es Insekten, die leben nur ein Jahr. Ihre Larven überwintern und schlüpfen im nächsten Frühjahr aus.
- Die Eintagsfliege lebt nur einige Stunden.
- Über den Winter sieht die Natur an vielen Stellen tot aus.
- Die Bäume haben im Herbst die Blätter verabschiedet. Sie sind abgestorben und verwesen nun in der Erde, um damit den Baum selbst wieder zu ernähren, indem sie verrotten.
- Das Jahr geht zu Ende und ein neues beginnt. Die Menschen feiern das mit viel Freude und Lärm. Wer weiß, warum?
- Dann beginnt es neu zu wachsen, die ersten Blumen und Blätter zeigen sich.

Immer wieder gehen die Kinder mit einer Erwachsenen in die Natur und suchen nach Anzeichen von Werden und Sterben. Dabei finden sie sicher Jungtiere und tote Tiere, Pflanzen, die gerade aufblühen, und Pflanzen, die absterben. Dabei geht es zwar auch darum, Neues zu entdecken und die Natur kennen zu lernen, vor allem aber sollen die Kinder sensibel werden für den Kreislauf des Lebens.

ALTER:	ab 3 Jahren
ANZAHL:	ab einem Kind
MATERIAL:	keines
ZEIT:	im Laufe eines Kalenderjahres
ORT:	überall in der Natur

Erster Einstieg mit einem Bilderbuch

Bilderbücher bieten eine gute Möglichkeit für Kinder, sich mit bestimmten Themen auseinander zu setzen. Für das Thema Abschied eignet sich eine ganze Reihe von Bilderbüchern (siehe Literaturvorschläge Seite 47).

Ein Kind beschreibt den anderen, was es auf dem ersten Bild sieht und was es glaubt, dass die Geschichte dazu erzählt. Dann gibt es das Buch weiter und das nächste Kind erzählt vom zweiten Bild. So fantasieren die Kinder erst einmal gemeinsam darüber, was wohl in der Geschichte passiert. Kommen sie nicht weiter, unterstützt die Erwachsene sie mit konkreten Fragen.
Anschließend wird die Geschichte vorgelesen. Wenn die Kinder danach noch Lust haben, können sie ein Bild mit der Szene malen, die ihnen am besten gefallen hat.

ALTER:	ab 3 Jahren
ANZAHL:	ab einem Kind
MATERIAL:	ein Bilderbuch
ZEIT:	etwa 20 Minuten
ORT:	überall, wo die Kinder ungestört sind

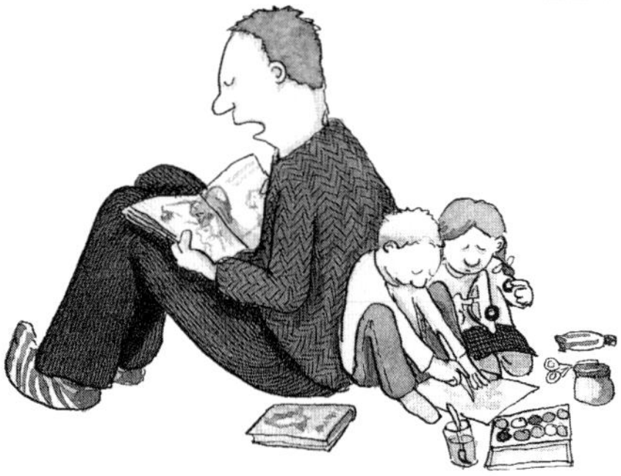

Hinweis
Um in das Thema einzusteigen, ohne dass es einen akuten Anlass gibt, würde ich das Buch *Was ist das? fragt der Frosch* empfehlen. Hier begegnet der Frosch einer toten Amsel. Gemeinsam mit anderen vergräbt er den Vogel, weil er findet, dass die fleißig singende Amsel es verdient hat, nun ihre Ruhe zu haben. Es gibt einen kleinen Moment der Stille, dann wenden sich die Freunde wieder dem Spiel und dem Leben zu – denn es gibt noch so viel zu entdecken.

Was hat die Geschichte mit mir zu tun?

Um die Themen aus einem Bilderbuch zu vertiefen, ist es gut, den Kindern die Möglichkeit zu geben, die Geschichte mit ihren eigenen Gefühlen, ihrem eigenen Leben in Zusammenhang zu bringen.

Die Kinder setzen sich in einen Kreis und erzählen sich gegenseitig noch einmal, was in der Geschichte alles passiert ist. Vielleicht wollen sie ja auch, dass eine Erwachsene sie noch einmal vorliest. Dann überlegen sie, ob es Situationen in ihrem Leben gibt, die bestimmten Abschnitten der Geschichte ähneln. Wie ist es ihnen damals gegangen, was war anders, was war gleich? Gibt es etwas, was die Kinder besonders wichtig finden in der Geschichte? Einen Satz oder eine Szene? Was bedeutet das für ihr eigenes Leben? Wollen sie etwas in Zukunft anders machen als bisher?

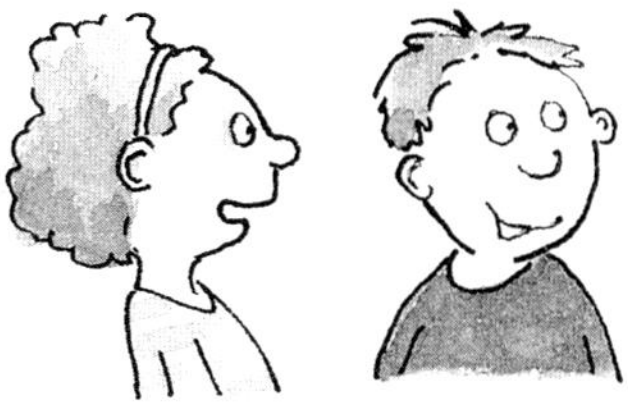

Die Kinder haben anschließend Zeit, aus den zur Verfügung stehenden Materialien etwas zu gestalten, das ausdrückt, womit sie sich gerade beschäftigen. Anschließend erzählen die Kinder ein wenig über ihr Werk.

ALTER:	ab 3 Jahren
ANZAHL:	ab einem Kind
MATERIAL:	ein Bilderbuch und viele unterschiedliche Bastelmaterialien, Klebstoff etc.
ZEIT:	etwa 60 Minuten
ORT:	überall, wo die Kinder ungestört sind

Fragen über Fragen

Um ein wenig Einblick zu bekommen, wie weit die Kinder sich bereits mit dem Thema Tod und Abschied auseinander gesetzt haben und welche Vorstellungen sie damit verbinden, eignet sich die nun vorgestellte Methode besonders gut.

ALTER:	ab 3 Jahren
ANZAHL:	ab 3 Kindern
MATERIAL:	für jedes Kind einen persönlichen Gegenstand und vorbereitete Fragen
ZEIT:	etwa 30 Minuten
ORT:	überall, wo die Kinder ungestört sind

Die Erwachsenen bereiten verschiedene Fragen vor, die sich um das Thema Abschied und auch Tod drehen. In der Mitte des Kreises steht ein Korb mit einem Tuch darüber. Alle Kinder legen einen persönlichen Gegenstand in diesen Korb, möglichst so, dass ihn die anderen Kinder nicht sehen. Nun liest eine Erwachsene die erste Frage vor und zieht dann anschließend einen Gegenstand aus dem Korb. Das Kind, dem der Gegenstand gehört, beantwortet die Frage. Manchmal werden die anderen Kinder der einen oder anderen Antwort widersprechen, hier ist es wichtig, dass die Erwachsene immer wieder deutlich macht, dass alle Menschen ihre eigenen Vorstellungen vom Tod haben und dass keiner Recht haben muss. Es ist für jeden die eigene Wahrheit! Ist eine Frage beantwortet, wird die nächste Frage vorgelesen und das Kind, welches die letzte beantwortet hat, zieht einen neuen Gegenstand aus dem Korb.

Mögliche Fragen sind:
- Warst du schon mal traurig, als jemand weggefahren ist?
- Wo sterben die Menschen?
- Hast du schon einen toten Menschen oder ein totes Tier gesehen?
- Warst du schon mal auf dem Friedhof?
- Hattest du schon mal Heimweh?
- Was passiert, wenn jemand gestorben ist?

und so weiter.

Rondell

Eine weitere Möglichkeit, Kinder untereinander über das Thema Tod und Abschied ins Gespräch zu bringen, ist die folgende.

ALTER:	ab 4 Jahren
ANZAHL:	ab 6 Kindern
MATERIAL:	für jedes Kind einen Stuhl
ZEIT:	etwa 15 Minuten
ORT:	im Raum

Alle Kinder sitzen sich in einem Innenkreis und einem Außenkreis gegenüber. Die Erwachsene stellt nun nach und nach verschiedene Fragen, die sich die Kinder, welche sich in diesem Moment gegenübersitzen, gegenseitig beantworten. Ist die Frage von beiden beantwortet worden, rutscht der Innenkreis um ein Kind weiter. Anschließend wird die nächste Frage gestellt.

Beispiele:
- Kennst du einen Film, in dem jemand stirbt? Erzähle kurz, was da passiert.
- Hast du nachts manchmal Angst, dass Geister kommen und dir etwas tun? Was tust du dagegen?
- Wenn du Angst hast, gibt es ein Stofftier oder eine Puppe, die dir dann besonders hilft?

und so weiter.

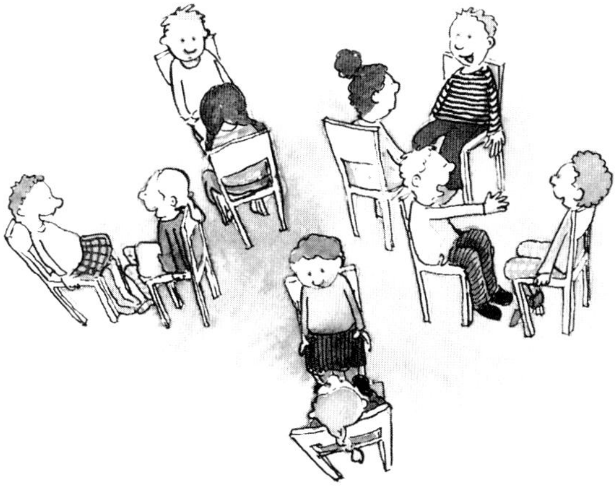

Wie denkst du darüber?

Für Kinder ist es bei heiklen Themen oft leichter sich auszudrücken, wenn sie gleich merken, dass sie nicht alleine mit ihrer Meinung oder ihrem Gefühl sind. Das geht besonders einfach und übersichtlich mit einer Übung, wie sie hier beschrieben ist.

Die Kinder stehen in der Mitte des Raumes. Eine Erwachsene hat in den vier Ecken des Raumes vier Blätter aufgehängt. Auf einem ist eine Faust gemalt und der Daumen steht oben, das bedeutet: »Ja, stimmt«; auf einem zweiten ist der Daumen unten und bedeutet: »Nein, stimmt nicht«. Diese beiden Bilder hängen sich gegenüber. Die anderen beiden Bilder in den restlichen zwei Ecken zeigen je ein strahlendes und ein weinendes Gesicht. Sie stehen für traurig und für glücklich. Gemeinsam werden die Bilder mit den Kindern besprochen und zur Übung sollen die Kinder zeigen, dass sie verstanden haben, was das jeweilige Bild bedeutet, und einmal in die »traurige«, die »fröhliche«, die »richtige« und die »falsche« Ecke gehen.

Nun beginnt die Erwachsene, verschiedene Fragen zu stellen. Die Kinder gehen daraufhin spontan in die Ecke, welche ihnen von der Aussage her entspricht. Dort sprechen sie miteinander darüber, worin die Gründe für diese Entscheidung liegen. Dann stellen sich alle wieder in die Mitte des Raumes, um neu zu starten.

ALTER:	ab 4 Jahren
ANZAHL:	ab 6 Kindern
MATERIAL:	4 Bilder laut Beschreibung
ZEIT:	etwa 10 Minuten
ORT:	im Raum

So oder so ähnlich könnten die Fragen lauten:
- Wie geht es dir, wenn deine Oma zu Besuch kommt?
- Wie geht es dir, wenn deine Oma wieder nach Hause fährt?
- Gibt es für dich gute und schlechte Gefühle?
- Darf ein Junge genauso weinen wie ein Mädchen?
- Tut es weh, wenn man stirbt?

und so weiter.

Der kleine Abschied im Alltag

Wir alle treffen im Laufe eines Tages immer wieder Entscheidungen für etwas und damit entscheiden wir uns auch gegen etwas anderes. Das ist jedes Mal ein Abschied, den wir ganz nebenbei regeln. Kindern ist das oft nicht bewusst. Indem wir sie darauf aufmerksam machen, erleben sie, wie häufig sie sich im Alltag verabschieden und wie viel Erfahrung sie deshalb damit bereits gesammelt haben.

Die Kinder sitzen am Ende des Tages zusammen und erzählen, was sie heute gemacht haben. Dabei regen die Erwachsenen an, auch zu erzählen, gegen was sie sich entschieden haben. So hat zum Beispiel Katja Luise gefragt, ob sie mit ihr draußen Ball spielen geht. Luise wollte aber lieber mit Sandra in der Küche Plätzchen backen. So musste sich Katja heute davon verabschieden, mit Luise Ball spielen zu können. Die Kinder überlegen gemeinsam, ob sie noch andere Situationen im Laufe des Tages erlebt haben, während derer ein Wunsch nicht in Erfüllung gegangen ist. Wie ist es ihnen dabei ergangen? War es schlimm oder in Ordnung?

ALTER: ab 2 Jahren
ANZAHL: ab einem Kind
MATERIAL: keines
ZEIT: etwa 10 Minuten
ORT: überall, wo die Kinder ungestörl sind

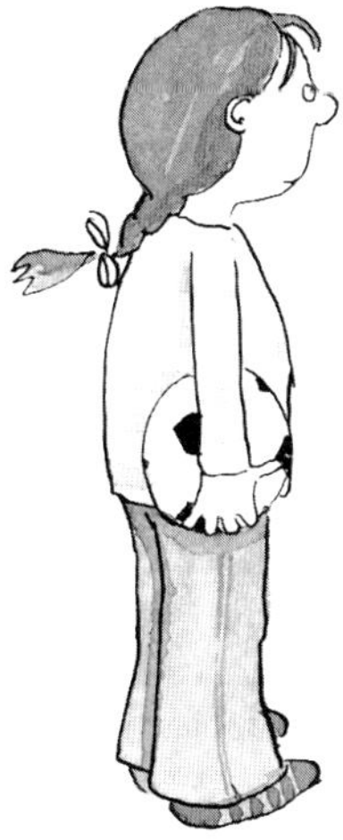

Abschiede erleben

Sind die Kinder nach einiger Zeit ein wenig vertraut mit dem Gedanken, sich von Wünschen und Hoffnungen verabschieden zu können, versuchen sie, Abschiede in ihrem Leben zu betrachten.

ALTER:	ab 2 Jahren
ANZAHL:	ab einem Kind
MATERIAL:	keines
ZEIT:	etwa 10 Minuten
ORT:	überall, wo die Kinder ungestört sind

Die Kinder sitzen zusammen und überlegen, wann sie richtig ärgerlich oder traurig waren, weil sie sich von etwas verabschieden mussten. So erzählt Kilian zum Beispiel, dass er sich gestern geärgert hat, als seine Mutter ihn von seinem Freund abholte. Es war gerade so schön und sie waren mitten im gemeinsamen Spiel, das er gerne zu Ende gebracht hätte. Gemeinsam überlegen sich die Kinder, wie sie sich in solchen Situationen fühlen und wie sie damit umgehen können.

Hinweis

Hier geht es nicht darum, gemeinsam zu überlegen, wie Kilian zum Beispiel seine Mutter überreden könnte, dass er und sein Freund noch länger spielen dürfen. Es geht darum, ein unangenehmes Gefühl zu spüren und es auszuhalten. Damit wird die Spannungstoleranz erhöht. Das wiederum erleichtert es den Kindern, auch unschöne Gefühle zu erleben, sie zu akzeptieren. Sie spüren: Solche Gefühle gehören zum Leben dazu. Und ebenso: Sie gehen auch wieder vorbei.

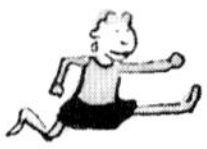

Das Leben ist voller Farbe

Um herauszubekommen, wie leicht oder schwer Kinder ihr Leben erfahren, ist es gut, sie einmal malen zu lassen. Danach kann sich ein Gespräch anschließen.

Die Erwachsene lässt eine schöne, leise Musik im Hintergrund spielen. Die Kinder haben viel Platz, um von allen Seiten an ihr Papier zu kommen. Sie malen ihr Leben. Dabei braucht es keine konkreten Bilder zu geben. Das Leben ist bunt und sie sollen versuchen, ihr Leben in Farben auszudrücken. Anschließend machen die Kinder eine Ausstellung der Bilder und zeigen sie sich gegenseitig. Sie sprechen über die Farben und wie sie diese erleben. Dabei achtet die Erwachsene darauf, dass die Kinder ihre Deutungen gegenseitig nicht bewerten. Es darf so sein, dass ein Kind Gelb für Lachen hält und ein anderes Kind dafür Blau benützt. Anschließend reden die Kinder darüber, in welchem Verhältnis die leichten und schönen Farben und die schweren in ihrem Bild auftauchen.

ALTER:	ab 2 Jahren
ANZAHL:	ab einem Kind
MATERIAL:	dicke Pinsel, Plakafarben oder Dispersionsfarbe, für kleine Kinder dicke Wachsmalkreide, großes Papier
ZEIT:	etwa 20 Minuten
ORT:	im Raum

Hinweis

Wie auch bei der vorhergehenden Übung »Abschiede erleben« auf Seite 28 ist es schön, wenn die Erwachsene den Kindern hier vermitteln kann: Das Leben ist so. Hell und dunkel. Beides gehört dazu und wechselt immer wieder.

Ich will, dass es wieder so ist, wie es war

Kinder erleben auch schwere Abschiede. Manches Kind verliert seine Puppe und findet sie nicht wieder, andere haben sich im Urlaub so wohl gefühlt, dass sie nicht wieder zurückwollten, und bei dem nächsten Kind ist der große Bruder letzte Woche von zu Hause weggezogen. Das sind Themen, über die die Kinder reden wollen. Dabei können sie auch darüber ins Gespräch kommen, was ihnen in solchen Situationen hilft oder helfen würde.

ALTER:	ab 2 Jahren
ANZAHL:	ab einem Kind
MATERIAL:	keines
ZEIT:	etwa 10 Minuten
ORT:	überall, wo die Kinder ungestört sind

Die Kinder überlegen sich, ob sie schon mal richtig traurig waren, als sie sich von etwas oder jemandem verabschieden mussten. Sie erzählen sich gegenseitig davon und überlegen im Anschluss, was ihnen in dieser Situation geholfen hat. Vielleicht haben die Kinder auch Ideen, was ihnen noch besser helfen würde und wie sie eine solche Unterstützung beim nächsten Abschied bekommen könnten. Gibt es ganz konkrete Überlegungen, beginnen die Kinder anschließend, diese umzusetzen: Sie malen der Oma ein Bild, das sie ihr schicken, schreiben mithilfe der Erwachsenen einen Brief an den großen Bruder und verheimlichen ihm nicht, wie sehr er ihnen fehlt. Oder sie malen ein Bild, auf dem ein Fotoapparat zu sehen ist, damit sie im nächsten Urlaub alles fotografieren können, was ihnen wichtig ist.

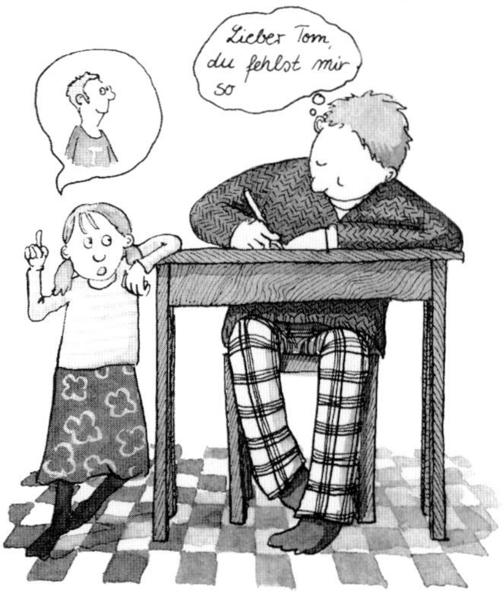

Ohne Abschied gibt's kein Neuanfang

Auch wenn es uns sehr schwer fällt, das immer wieder zu akzeptieren: Wenn wir von Zeit zu Zeit nicht das eine loslassen, können wir etwas anderes nicht nehmen. Nur so entsteht Raum für Neues. Dies ist ein Gesetz des Lebens und es ist weniger über den Intellekt zu verstehen, als vielmehr im Erleben zu begreifen.

ALTER:	ab 3 Jahren
ANZAHL:	ab 2 Kindern
MATERIAL:	für jedes Kind etwas, was es sehr mag
ZEIT:	einen Tag lang
ORT:	überall

Die Kinder suchen sich morgens einen Gegenstand, den sie sehr mögen. Sie vereinbaren gemeinsam, dass alle Kinder an diesem Tag immer nur eine Sache zur Zeit bei sich haben dürfen. Das bedeutet, wenn sie sich nun einen Teddy nehmen und später Bauklötze spielen wollen, dann müssen sie dazu den Teddybär weglegen. Auch können sie immer nur einen Bauklotz in der Hand haben, Klötze horten gibt es heute nicht.

Im Laufe des Tage treffen sich die Kinder immer wieder und leeren ihre Hosentaschen. Hat sich vielleicht ganz aus Versehen etwas darin versteckt? Wie normal scheint es doch zu sein, dass wir alles haben können, ohne dafür auf etwas anderes zu verzichten? Und wie schwer fällt es in manchen Momenten, sich für das eine und gegen das andere zu entscheiden?

In ein Bild verpackt, können die Kinder das Prinzip leicht verstehen: Wenn ich in meiner Hand etwas festhalte, kann ich etwas anderes nicht greifen. Vielleicht können sie sich auch an eine Situation erinnern, bei der sie etwas Ähnliches erlebt haben – im ganz konkreten oder auch in einem emotionalen Sinne? Darüber kann sich ein Gespräch anschließen.

Wenn ich traurig bin, hilft mir ...

Jeder Mensch entwickelt andere Bedürfnisse, wenn er traurig oder einsam ist. Die Kinder sollen sich in der nächsten Übung einmal ganz für sich Gedanken machen, was ihnen selbst gut tut, wenn sie traurig sind.

Den Kindern stehen ganz unterschiedliche Materialien zur Verfügung. Ihre Aufgabe ist es, sich als Erstes eine Situation zu überlegen, in der sie traurig waren. Anschließend überlegen sie sich, was ihnen in der Situation geholfen hat, was tröstete oder auch, was sie sich gewünscht hätten.
Anschließend malen oder gestalten sie die Situation des Tröstens. Dabei ist es nicht wichtig, dass jemand anderes das Bild oder Gebilde als solches erkennt. Die Erwachsene sollte den Kindern gegenüber betonen, dass die gestalteten Gefühle und die Szene nur für sie selbst emotional erkennbar sein müssen.
Wenn alle ihre Werke vollendet haben, kommen die Kinder wieder zusammen und stellen sich ihre Kunstwerke gegenseitig vor. Dabei können die Kinder auch die jeweilige emotionale Bedeutung erzählen, wenn sie dies wollen. So zum Beispiel: »Da ist der kleine Karton im großen. Weil wenn ich traurig bin, habe ich es am liebsten, meine Mama nimmt mich so fest in den Arm, als wenn sie ganz um mich herum wäre ...«

ALTER:	ab 3 Jahren
ANZAHL:	ab 2 Kindern
MATERIAL:	Papier, unterschiedliche Farben und viel verschiedenes Bastelmaterial
ZEIT:	mindestens 15 Minuten
ORT:	überall, wo die Kinder ungestört sind

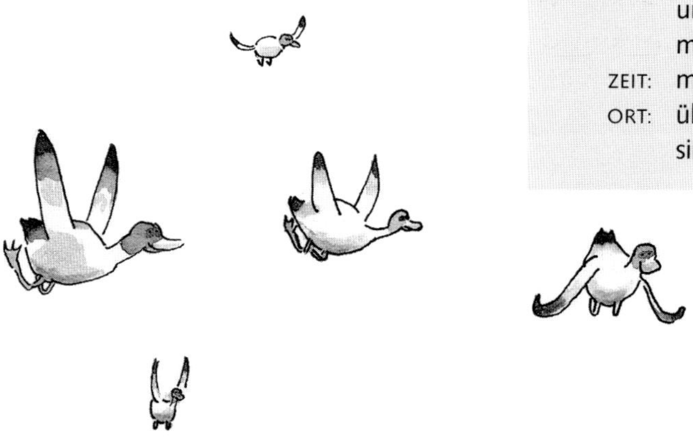

Den Tod begreifen und doch das Leben spüren

Spiele, Übungen und Rituale im Umgang mit dem Tod

Wenn eines der Kinder in einer Gruppe in irgendeiner Weise mit dem Tod konfrontiert wird, betrifft dies automatisch alle Kinder der Gruppe – deshalb ist es auch so wichtig, dass alle engen erwachsenen Bezugspersonen davon Kenntnis haben, um hilfreich reagieren zu können. Beim einen Kind wird die Neugierde geweckt, was das mit dem Tod denn auf sich hat, bei anderen Kindern taucht eine eigene Betroffenheit auf oder auch einfach das Bedürfnis zu helfen. Deshalb ist es sinnvoll und wichtig, dass sich Erwachsene in diesen Tagen einmal Zeit nehmen und den Kindern die Gelegenheit geben, Fragen zu stellen und Gefühle zu äußern.

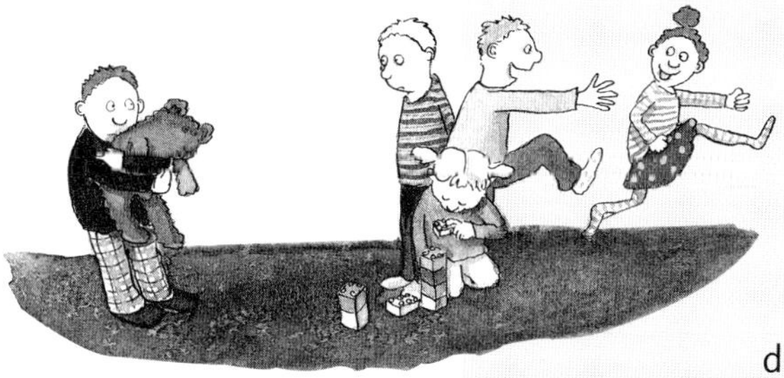

Wer ein Gespür bekommen hat, wo die Hauptfragen und Themen liegen, kann den Kindern anschließend eine Aktivität aus dieser Spiele- und Methodensammlung heraus anbieten oder es für diesen Tag dabei belassen. Das betroffene Kind muss vielleicht am Anfang vor zu vielen Fragen oder Hilfsangeboten der anderen Kinder geschützt werden. Wichtig ist dabei, dass es die eigenen Grenzen selbst bestimmen kann.

Der eigenen Vorstellung vom Tod eine Form geben

In den nächsten Tagen sollten die Kinder die Möglichkeit haben, eine eigene Vorstellung vom Tod zu entwickeln und dabei immer wieder ihren Gefühlen Raum geben zu können.

Die Kinder sollen malen oder gestalten, wie sie sich das Dasein nach dem Tode vorstellen. Wo ist ein Mensch oder ein Tier, nachdem er/sie/es gestorben ist? Was kann dort gemacht werden, wie verbringt man die Zeit dort? Ist es hell dort oder dunkel, gibt es Farben? Braucht man etwas zu essen und ein Bett zum Schlafen?
Wenn die Kinder fertig sind, setzen sie sich in einen Kreis und zeigen den anderen, was sie gemacht haben. Die Kinder tauschen dabei ihre Vorstellungen vom Dasein nach dem Tod aus. Die Erwachsene sollte darauf achten, dass die Kinder keine Bewertungen vornehmen. Keiner weiß genau, was nach dem Tode passiert, deshalb ist jede Vorstellung für das entsprechende Kind die richtige.

ALTER:	ab 2 Jahren
ANZAHL:	ab einem Kind
MATERIAL:	viele unterschiedliche Bastelmaterialien, Papier, Farben, Klebstoff etc.
ZEIT:	etwa 15 Minuten
ORT:	überall, wo die Kinder ungestört sind

Hinweis

Es sollte nicht verschleiert werden, dass der Körper mit der Zeit verwest und zu Erde wird. Das ist der Kreislauf des Lebens, unabhängig davon, was der einzelne Mensch über die Seele denkt. Kinder haben große Probleme zu verstehen, dass der Tote »im Himmel« ist, aber der Körper unter der Erde liegt. Diese Spannung müssen die Erwachsenen helfen aufzulösen.

Die Gefühlsuhr

Während Kinder sich mit dem Thema Tod beschäftigen, werden sie mit den unterschiedlichsten Gefühlen konfrontiert. Da Kinder aufgrund ihrer noch undifferenzierten Sprache es oft schwer haben, die Gefühle so auszudrücken, dass verstanden werden kann, was sie eigentlich meinen, brauchen sie die Hilfe der Erwachsenen, die immer wieder im Gespräch spiegeln, was sie verstanden haben. Darüber hinaus brauchen Kinder aber auch andere Mittel, um ihren Gefühlen Ausdruck zu verleihen und mit ihnen umzugehen.

Auf eine bunte Pappscheibe malt jedes Kind für sich anstelle der Zahlen unterschiedliche Gesichtsmimiken: ein fröhliches, ein trauriges, ein wütendes, ein neutrales, ein ärgerliches Gesicht. Der Zeiger wird in der Mitte mit einer Briefklammer befestigt. Nun können die Kinder jeden Tag an ihrer eigenen Uhr anzeigen, wie sie sich fühlen oder auch, ob sich im Laufe des Tages ihre Stimmung verändert. Aufgrund der Uhrzeigerstellung können die Erwachsenen dann auf die Gefühle des einzelnen Kindes eingehen. Vielleicht mag das Kind ja erzählen, was es gerade beschäftigt. Wenn das Kind über seine Gefühle reden konnte, verändert es die Uhr vielleicht anschließend. Allerdings ist es notwendig, dass die Erwachsenen auch akzeptieren, wenn ein Kind einmal nichts erzählen will.

ALTER:	ab 3 Jahren
ANZAHL:	ab einem Kind
MATERIAL:	Pappe, Wachsmalkreide, Kreide oder Wasserfarben, Briefklammern, Schere
ZEIT:	etwa 25 Minuten
ORT:	überall, wo die Kinder ungestört sind

Hinweis
Ein Kind, das durch einen Trauerfall im Umfeld unmittelbar betroffen ist, ist beim Thema Tod der »Experte«, da es hautnah mitbekommt, was alles passiert und was getan werden muss, wenn ein Mensch oder auch ein Tier stirbt. Diese Kompetenz sollte es auch spüren dürfen und dafür die entsprechende Anerkennung bekommen.

Besuch im Beerdigungsinstitut

An einem der nächsten Tage können die Kinder an die Orte gehen, wo Tote sind oder auf ihre letzte Ruhestätte vorbereitet werden. Dabei gibt es immer mehr Institutionen, die sich darauf spezialisiert haben, mit Kindern zu diesem Thema zu arbeiten.

ALTER:	ab 4 Jahren
ANZAHL:	ab einem Kind
MATERIAL:	keines
ZEIT:	etwa 1 bis 2 Stunden
ORT:	Beerdigungsinstitut

Die Erwachsenen suchen einen Beerdigungsunternehmer, der bereit ist, den Kindern seine Arbeit zu erklären und ihre Fragen zu beantworten. Mit den Kindern kann vorher überlegt werden, was sie im Beerdigungsunternehmen alles wissen wollen; diese Fragen können schon mal mit dem Unternehmer kurz vorbesprochen werden. Den Kindern fallen aber bestimmt noch Fragen ein, wenn sie dort sind. Viele Beerdigungsunternehmer sind auf einen kindgerechten Umgang mit dem Thema vorbereitet und haben auch entsprechendes Informations- und Bildmaterial.

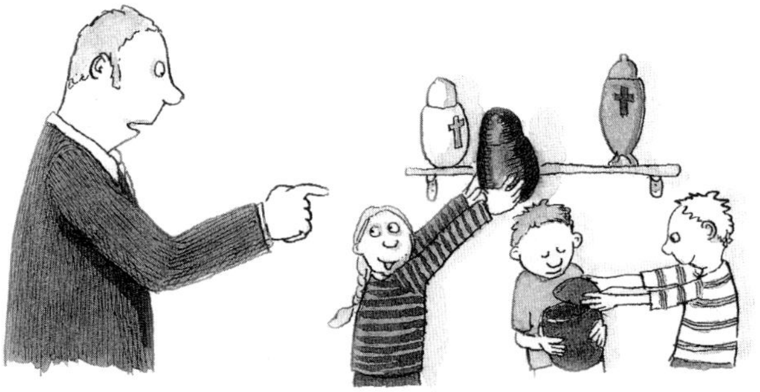

Hinweis

Wer mit den Kindern einen solchen »Ausflug« unternimmt, sollte alle Eltern rechtzeitig informieren. Da das Thema Tod für viele Erwachsene so stark tabuisiert ist, müssen auftretende Fragen und Unsicherheiten vorher geklärt werden.

Besuch auf dem Friedhof

Kinder haben ihren eigenen Umgang mit dem Tod. Für viele ist der Friedhof kein Ort, an dem man sich gruseln muss und sich nur flüsternd und schleichend bewegen darf. Das sind Erwachsenen-Normen, die seit vielen Jahren von Generation zu Generation weitergegeben werden, aber deshalb heute nicht mehr die richtigen sein müssen. Gehen Sie deshalb zu Zeiten auf den Friedhof, an dem sich dort eher weniger Menschen aufhalten und die Kinder damit eine Chance haben, sich auf dem Gelände frei zu bewegen und ihren eigenen Umgang mit dem Friedhof zu finden.

Die Kinder gehen gemeinsam auf einen Friedhof. Sie betrachten die unterschiedlichen Grabsteine und die Erwachsene liest ihnen vor, was auf den Grabsteinen steht. Dabei wird den Kindern deutlich, dass Gräber lange erhalten bleiben. Das wirft sicher neue Fragen auf, die alle gemeinsam zu beantworten versuchen können. Vielleicht kommt auch ein aufgeschlossener Pfarrer oder Priester dazu, der den Kindern etwas über die christlichen Bestattungszeremonien und die Grabkultur erzählt.

ALTER: ab 2 Jahren
ANZAHL: ab einem Kind
MATERIAL: keines
ZEIT: etwa 1 bis 2 Stunden
ORT: Friedhof

Hinweis

Inzwischen gibt es auch vielerorts Grabredner, die nicht-christliche Trauerreden und Zeremonien halten. In manchen Gegenden können auch jüdische oder muslimische Friedhöfe bzw. Friedhofsbereiche besucht werden. In der Schweiz entstehen derzeit so genannte Friedwälder: Die Verstorbenen werden dort unter Bäumen begraben, die sie sich noch zu Lebzeiten selbst ausgesucht haben.

Gehen die Kinder zu einem Grab eines Verstorbenen, den sie kannten, können sie an den Verstorbenen denken oder ihm etwas erzählen und etwas auf das Grab legen.
Das kann etwas Gesammeltes wie Blümchen, bunte Blätter, kleine Stöckchen, ein schöner Stein sein, aber auch etwas Ausgeschnittenes, eine gebastelte Windmühle oder ein Fähnchen, ein geknüpftes Freundschaftsbändchen und vieles mehr. Während der Vorbereitungen können die Kinder viel über den verstorbenen Menschen sprechen. So haben sie die Möglichkeit, ihre Gefühle zu äußern und Fragen zu stellen.
Auch wenn manche Friedhofsverwaltungen strenge Regelungen für Grabschmuck haben, haben hier meiner Meinung nach die Bedürfnisse der Trauernden Vorrang, sofern sie nicht das Gesamtbild beeinträchtigen und so andere Trauernde stören.
Meiner eigenen Erfahrung nach ist praktisch sehr viel mehr möglich, als es vielleicht in Friedhofsstatuten geschrieben steht. Im Zweifelsfall sollte eine zuständige Person freundlich um Auskunft gebeten werden.

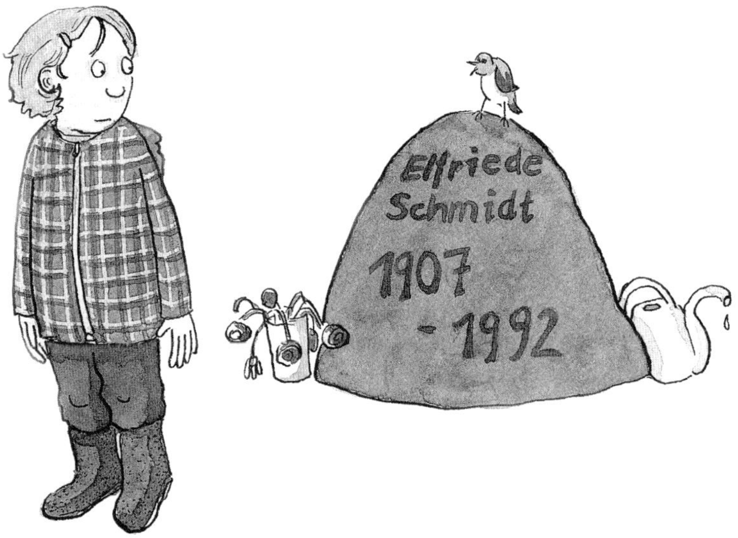

Was andere so glauben

Zum Thema Tod und Sterben gibt es unzählige unterschiedliche Vorstellungen auf dieser Welt. Nachdem niemand so genau weiß, was nach dem Tod mit uns oder unserem Bewusstsein passiert, ist es notwendig, dass jeder Mensch für sich ein eigenes Bild entwickelt, das ihm die Angst vor dem Sterben nimmt.

Die Erwachsene besorgt Bild- und Lesematerial über die Vorstellung vom Dasein nach dem Tod der verschiedenen Religionen. Daraus machen die Kinder gemeinsam eine Ausstellung und betrachten die Bilder, äußern Gedanken und Gefühle, die sie dazu entwickeln. Vielleicht gibt es im Ort einen Religionslehrer, der Material hat und die Fragen der Kinder beantwortet.
Oft bieten auch Museen in einzelnen Bereichen Ausstellungsstücke zum Thema an. In Kassel gibt es ein Museum für Sepulkralkultur (Trauerkultur) von der Arbeitsgemeinschaft Friedhof und Denkmal (Tel. 0561/91 89 30), vielleicht gibt es so etwas auch in Ihrer Nähe oder Sie lassen sich von dort Informationsmaterial schicken.

ALTER:	ab 3 Jahren
ANZAHL:	ab einem Kind
MATERIAL:	Bild- und Lesematerial nach Beschreibung, Bastelmaterial
ZEIT:	etwa 1 Stunde
ORT:	überall, wo die Kinder ungestört sind

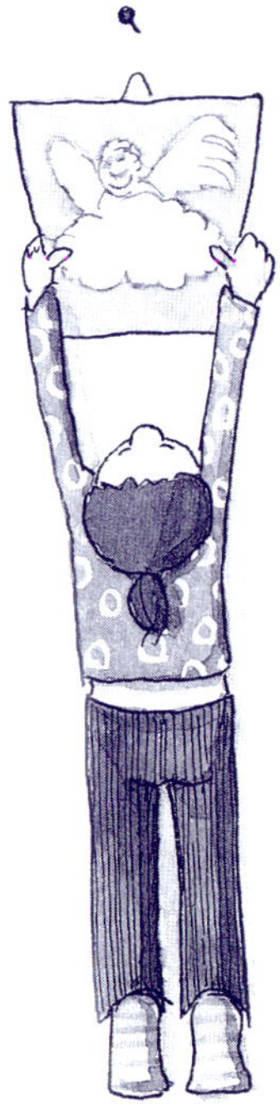

Schön und blöd war es

Wenn Kinder ein geliebtes Tier oder einen Menschen verlieren, dann erleben sie die Erinnerungen oft als schmerzhaft. Gleichzeitig helfen erzählte Erinnerungen, den Menschen oder das Tier lebendig zu halten und das wiederum hat etwas Tröstliches. Beim Erzählen kann es dann schöne und blöde Erinnerungen geben. Beides darf sein.

ALTER:	ab 3 Jahren
ANZAHL:	ab einem Kind
MATERIAL:	keines
ZEIT:	etwa 20 Minuten
ORT:	überall, wo die Kinder ungestört sind

Die Erwachsene setzt sich mit den Kindern zusammen und fordert sie auf, von den Menschen oder Tieren zu sprechen, die sie kannten und die verstorben sind. Sie erzählen, was diese Menschen oder Tiere gut konnten, wie sie waren, worüber sie sich freuten oder ärgerten. Die Kinder sollen aber auch beschreiben, was ihnen an diesen Menschen in ihrer Beziehung zu sich besonders gut gefallen hat, warum sie sich mal über sie geärgert haben oder was sie an ihnen nicht leiden konnten. Kinder, die noch keine Erfahrung mit dem Tod gemacht haben, hören zu und stellen Fragen. Sie unterstützen mit ihrer Neugierde das Verarbeiten von Trauer.

Hinweis

Was kann man tun, wenn Kinder auf ein solches Erzählangebot mit Abwehr reagieren? Wichtig ist es immer, ihnen zu verstehen zu geben: Es geht um ihre Erfahrung und die Fragestellung ist ein Angebot, keine Aufgabe, die es zu erfüllen gilt. Vielleicht erzählt ein Kind lieber ein andermal oder es mag dem Erwachsenen lieber alleine etwas mitteilen.

Ich lass ... ziehen

Symbolische Handlungen haben oft etwas Heilendes. So empfehle ich trauernden Menschen immer wieder, für sich nach einem Ritual zu suchen, mit dem sie äußerlich das tun können, was sie innerlich tun wollen. Deshalb beschreibe ich hier einige Rituale für Kinder und Erwachsene, mit denen der Abschied symbolisch vollzogen werden kann.

Gemeinsam suchen die Kinder Rindenstücke oder sie holen sich in einer Schreinerei Holzreste. Mit Messer, Farben, kleinen Stöckchen mit Fahnen und so weiter bastelt jedes Kind ein kleines Schiff.

Ist es fertig, sprechen die Kinder gemeinsam darüber, was so schwer daran ist, wenn man loslassen oder etwas hergeben muss. Das kann bei dem einen Kind der Verlust eines Menschen oder Tieres sein, bei einem anderen Kind ein unerfüllter Wunsch, eine Sorge, ein kaputtes Auto und anderes mehr.

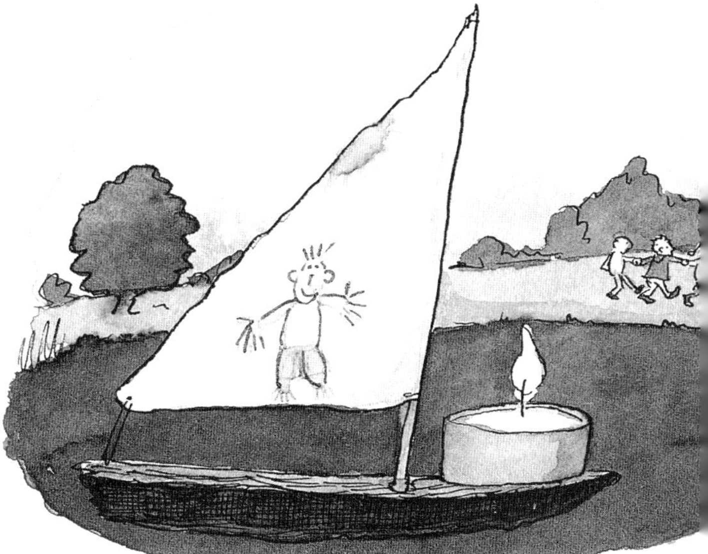

Anschließend gehen die Kinder gemeinsam mit ihren Schiffen an einen Fluss, einen Bach oder einen See. Schön ist die Atmosphäre am Abend, wenn sich die Natur vom Tag verabschiedet und es zu dämmern anfängt. Die Kinder stellen sich in einen Kreis. Jedes Kind hat ein Teelicht in der Hand und sein Boot steht auf dem Boden. Die Erwachsene, die sich auch ein Boot gemacht hat, nimmt ihr Teelicht und zündet es an. Dabei sagt sie ganz laut, von was sie sich trennen und nun verabschieden will. Danach zündet sie mit ihrem Teelicht das Licht des Kindes neben ihr an. Das Kind spricht dabei auch aus, von was es sich verabschieden will, bevor es das Licht weitergibt. Wer sein Teelicht angezündet hat, stellt es auf das Boot und beides gemeinsam auf den Boden.

Sind alle Boote beleuchtet, geht jedes Kind ganz individuell, wann es will und wie es will, zum Wasser und lässt sein Boot hineingleiten. Toll ist es, wenn die Kinder dabei (zum Beispiel am Badestrand) guten Zugang zum Wasser haben und der See oder Fluss eine leichte Strömung hat, mit der die Boote hinausgetrieben werden. Die Kinder bleiben noch eine Weile sitzen und schauen ihren Booten zu. Dann geben sie sich die Hände und gehen.

Alter:	ab 2 Jahren
Anzahl:	ab einem Kind
Material:	Rindenstücke oder Holzreste aus einer Schreinerei; Messer, Farben, kleine Stöckchen, Stoffe, Klebstoff, Nägel, Hammer und so weiter, für das Ritual ein Teelicht
Zeit:	etwa 40 Minuten
Ort:	überall, wo die Kinder ungestört sind/Wassergelände

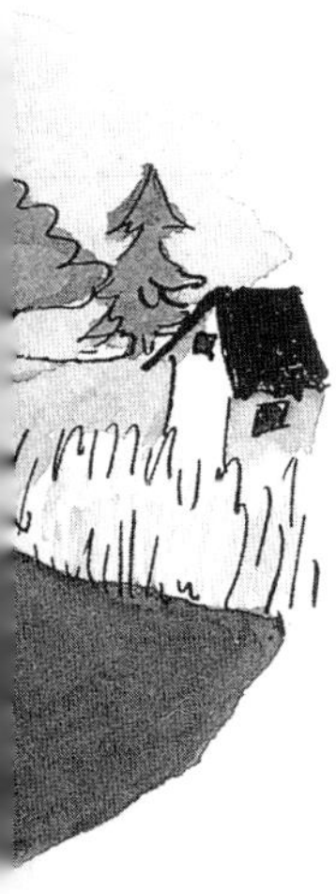

Abschied mit Feuer

Dieses Abschiedsritual eignet sich vor allem für eine Gruppe, die auch abends beisammen sein kann und die vertraut im Umgang mit einem Lagerfeuer ist.

Die Kinder malen ein Bild, von was sie sich verabschieden wollen. Dazu lassen sie sich Zeit. Anschließend erzählen die Kinder sich gegenseitig davon. Nun erhält jedes Kind drei Wunderkerzen. Eine Wunderkerze wird ganz eng in das Bild gewickelt und alles mit einer roten Schleife zusammengebunden. In das rote Band werden die beiden anderen Wunderkerzen gesteckt. Gegen Abend wird ein Feuer gemacht, die Kinder setzen sich um die Stelle. Wenn das Feuer ein wenig heruntergebrannt ist und es viel Glut gibt, nimmt die Erwachsene 50 Gramm Salbei (in der Apotheke als Tee offen zu kaufen) und streut ihn über das Feuer. Der Geruch ist wunderbar und den Kindern erzählt sie, so wie der Duft sich auflöst, so sollen sich auch die Sorgen, die Ängste und die Trauer auflösen.

ALTER: ab 3 Jahren
ANZAHL: ab einem Kind
MATERIAL: Papier und allerlei Farben, für jedes Kind drei Wunderkerzen und ein rotes Band, 50 Gramm Salbei, eine Feuerstelle
ZEIT: etwa 1 Stunde
ORT: überall, wo die Kinder ungestört sind/Feuerstelle

Nun legt nach und nach jedes Kind sein Bild mit den Wunderkerzen ins Feuer. Wichtig ist, dass die Kinder hier nicht der Reihe nach die Bilder ins Feuer legen müssen. Jedes Kind bestimmt selbst, wann es so weit ist.

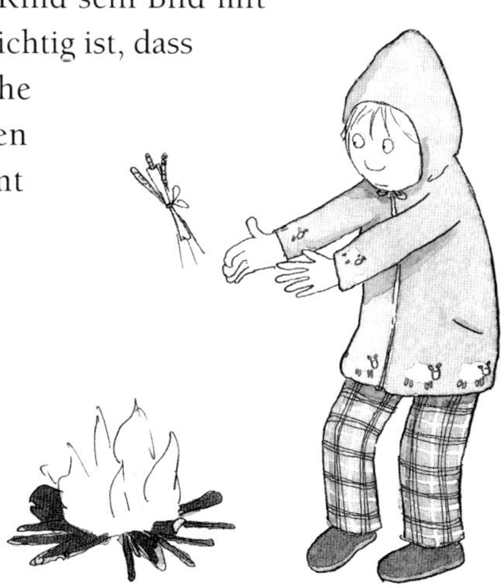

Wutblätter ins Feuer werfen

Hinter der Trauer, die wir spüren, liegt immer auch Wut verborgen, mit der Erwachsene häufig deshalb so schwer umgehen können, weil sie als Kinder gelernt haben, dass Trauer still und »zivilisiert« zu geschehen hat und man auf tote Menschen nicht wütend sein darf. Viel heilsamer ist es jedoch, dieser Wut Raum und Ausdruck zu geben, damit sie gespürt werden kann und damit auch bearbeitet.

Wieder malen die Kinder Bilder. Dieses Mal sind darauf Situationen zu sehen, die sie sehr wütend machen. Dabei findet auch die Wut Raum, die entsteht, wenn ein Mensch oder ein Tier stirbt und der Betroffene nichts dagegen machen kann, denn er ist dem Tod ausgeliefert.
Wenn die Bilder fertig gemalt sind, nehmen die Kinder eine Knallerbse (erhältlich im Fachhandel), legen sie in die Mitte des Papiers und knüllen das Papier dann ganz fest zusammen. Sind alle Kinder damit fertig, setzen sie sich wieder zusammen und sprechen darüber. Wieder wird gegen Abend ein Feuer angezündet und die Kinder werfen, nachdem der Salbei (siehe *Abschied mit Feuer*, vorherige Seite) verbrannt ist, nach und nach mit voller Kraft die zerknüllten Blätter ins Feuer.
Dabei dürfen sie auch schreien oder schimpfen und ganz laut rufen, von welcher Wut sie sich befreien wollen. Die Knallerbse knallt und gibt ein kurzes helles Licht.

ALTER:	ab 3 Jahren
ANZAHL:	ab einem Kind
MATERIAL:	Papier und allerlei Farben, für jedes Kind eine Knallerbse, 50 Gramm Salbei, eine Feuerstelle
ZEIT:	etwa 1 Stunde
ORT:	überall, wo die Kinder ungestört sind/Feuerstelle

Wutsteine

Ein weiteres kraftvolles Ritual für den Umgang mit jeder Art von Wut, nicht nur mit der, die mit unserer Trauer zu tun hat.

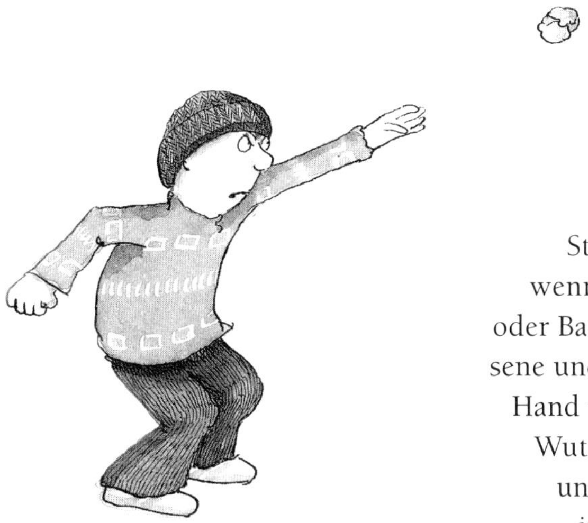

Die Kinder suchen sich einen schönen und mindestens faustgroßen Stein. Dieser Stein wird mit Wasserfarben angemalt. Die Kinder sollen auf den Stein ihre Wut malen. Bei der Wahl der Formen und Farben achten sie also darauf, dass ein Symbol ihrer Wut entsteht. Nun hat der Stein die Wut übernommen. Die Kinder gehen, wenn möglich gegen Abend, an einen See, Fluss oder Bach und stellen sich im Kreis auf. Die Erwachsene und jedes Kind hält den eigenen Wutstein in der Hand und zeigt ihn den anderen. Es erzählt, welche Wut nun in dem Stein steckt. Haben alle Kinder und auch die Erwachsene erzählt, dann gehen sie individuell zum Wasser und werfen den Stein mit aller Kraft weit in den See hinaus.

(Manche Kinder tun sich mit Werfen schwer. Damit niemand enttäuscht ist, wenn sein Wutstein schon nach einem sehr kurzen Flug ins Wasser fällt, könnte das Werfen vorher mit einem anderen Stein geübt werden.) Wenn alle Steine im See sind, kommen die Kinder wieder zusammen. Zum Zeichen, dass sie die Wut losgelassen haben, nehmen sich die Kinder an die Hand und gehen weg, ohne sich noch einmal umzudrehen.

ALTER:	ab 3 Jahren
ANZAHL:	ab einem Kind
MATERIAL:	Steine und allerlei Farben, Pinsel etc.
ZEIT:	etwa 1 Stunde
ORT:	überall, wo die Kinder ungestört sind/Wassergelände

Sag meinem Freund …

Wenn jemand aus unserem Leben gegangen ist, bleibt er oder sie oft noch lange in unserem Herzen. Wir können gute Wünsche in die Welt hinausschicken, um unseren Gefühlen Ausdruck zu verleihen.

Die Kinder malen für ihren verstorbenen Freund (evtl. ein verstorbenes Tier oder auch einen Freund, der weggezogen ist) Wünsche auf ein Blatt Papier. Sie erzählen sich gegenseitig davon und vermutlich werden dabei viele Erinnerungen wach, welche die Kinder sich erst einmal erzählen wollen. Dann binden sie die Bilder an einen Luftballon. Draußen im Freien können sie gemeinsam das Lieblingslied ihres Freundes singen und den Ballon steigen lassen, damit ihn die guten Wünsche bald erreichen.

ALTER:	ab 3 Jahren
ANZAHL:	ab einem Kind
MATERIAL:	Papier und allerlei Farben, für jedes Kind einen Luftballon, evtl. Ballongas und ein rotes Band
ZEIT:	etwa 1 Stunde
ORT:	überall, wo die Kinder ungestört sind

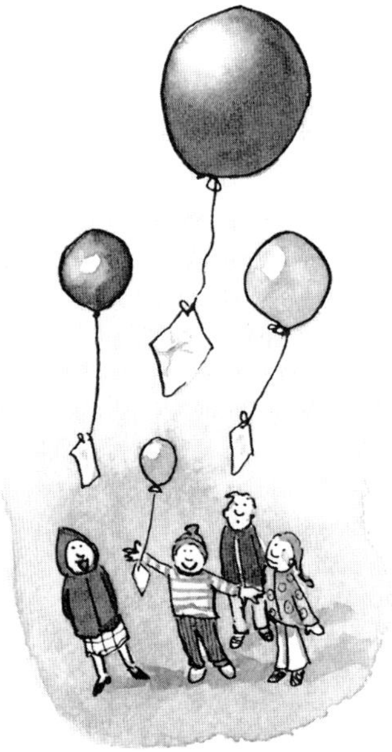

Persönliche Schatzkiste

Kinder brauchen Möglichkeiten, um sich Erinnerungen zu erhalten. Das emotionale Gedächtnis entwickelt sich erst im Laufe der Jahre bei Kindern. Um besonders die ungeliebten Gefühle für die Kinder so lange präsent zu halten, bis sie verarbeitet worden sind, können die Kinder sich mithilfe von Gegenständen, Bildern usw. an die Situationen erinnern. Wenn der Zeitpunkt gekommen ist, sich von dem einen oder anderen Gegenstand zu trennen, wird das Kind dies auch tun!

ALTER: ab 3 Jahren
ANZAHL: ab einem Kind
MATERIAL: für jedes Kind einen Schuhkarton, Schere, Kleber, Farben und verschiedene andere Dekorationsmaterialien
ZEIT: etwa 1 Stunde
ORT: überall, wo die Kinder ungestört sind

Jedes Kind nimmt einen Schuhkarton und verziert ihn, so wie es das möchte. Diese Schachtel ist nun die persönliche Schatzkiste, die das Kind zu Hause aufbewahrt. Wenn es etwas Schönes erlebt, kann es einen Gegenstand suchen, der zu dem schönen Erlebnis passt, und ihn in die Kiste legen. Wenn jemand stirbt, wegzieht oder ein Kind eine/n neue/n Freund/in findet, kommt etwas in die Kiste, das an diesen Menschen erinnert. So kann das Kind diese Gegenstände in die Hand nehmen und sich an die schönen Situationen erinnern. Das verschafft ihm immer wieder Zugang zu den unterschiedlichen Gefühlen. Das Kind erlebt so, mit der Spannung umzugehen: »Einerseits freue ich mich, weil das so schön war, andererseits bin ich traurig, dass es vorbei ist.« Wichtig ist, dass niemand ungefragt in die Kiste schaut, sondern das Recht des Kindes auf Privatsphäre gewahrt wird.

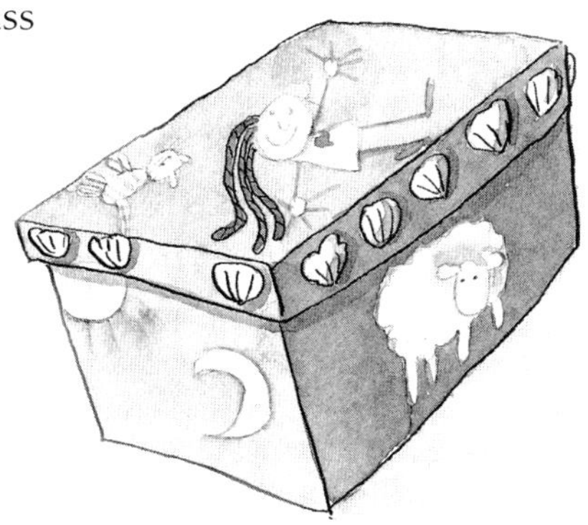

Literaturtipps

Weitere Literatur

Baum, Heike: *Kleine Kinder, große Gefühle. Kinder entdecken spielerisch ihre Emotionen.* Herder, Freiburg 1999

Ennulat, Gertrud: *Kinder in ihrer Trauer begleiten. Ein Leitfaden für Erzieherinnen.* Herder, Freiburg 1998

Kast, Verena: *Trauern. Phasen und Chancen des psychischen Prozesses.* Kreuz, Stuttgart 1997

Leist, Marielene: *Kinder begegnen dem Tod.* Gütersloher Verlag, Gütersloh 1999

Moritz, Andrea: *Tod und Sterben – Kindern erklärt.* Gütersloher Verlagshaus, Gütersloh 2001

Neysters, Peter/Schmitt, Karl Heinz: *Denn sie werden getröstet werden. Das Hausbuch zu Leid und Trauer, Sterben und Tod.* Kösel, München 1993

Oberthür, Rainer: *Kinder und die großen Fragen. Ein Praxisbuch für den Religionsunterricht.* Kösel, München 1995

Scheilke, Christoph/Schweitzer, Friedrich: *Musst du auch sterben? Kinder begegnen dem Tod.* Ernst Kaufmann/Gütersloher Verlag, Lahr/Gütersloh 2000

Solter, Aletha J.: *Auch kleine Kinder haben großen Kummer. Über Tränen, Wut und andere starke Gefühle.* Kösel, München 2000

»Kinder begegnen dem Tod« *Theorie und Praxis der Sozialpädagogik.* (TPS Extra 38)

Bilderbücher/Kinderbücher

Fried, Amelie/Gleich, Jacky: *Hat Opa einen Anzug an?* Hanser, München 1997

Hermann, Inger/Sole-Vendrell, Carme: *Du wirst immer bei mir sein.* Patmos, Düsseldorf 2000

Kaldhol, Marit/Oeyen, Wenche: *Abschied von Rune.* Ellermann, Hamburg 2000

Mai, Manfred: *Vom Traurigsein.* Loewe Verlag, Bindlach 1996

Olbrich, Hiltraud: *Abschied von Tante Sofia.* Ernst Kaufmann, Lahr 1998

Schindler, Regine/Heyduck-Huth, Hilde: *Pele und das neue Leben. Eine Geschichte von Tod und Leben.* Ernst Kaufmann, Lahr 1981

Stalfelt, Pernilla: *Und was kommt dann? Das Kinderbuch vom Tod.* Moritz Verlag, Frankfurt 2000

Varley, Susan: *Leb wohl, lieber Dachs.* Betz, München 1984

Velthuijs, Max: *Was ist das? fragt der Frosch.* Sauerländer, Frankfurt 1991

Die meisten Bestattungsunternehmen haben kleine Broschüren für Kinder, in denen der Tod feinfühlig, aber realistisch erklärt wird. Leider sind diese häufig ausschließlich christlich orientiert, was unserer multikulturellen Gesellschaft nicht gerecht wird.

Weitere Literaturhinweise mit kleinen Beschreibungen der Bücher finden Sie in der Broschüre: *Sterbensmüde. Über Sterben und Abschiednehmen. Vom Leiden und Leben lernen.* Regenbogen Buchhandlung, Postfach 32 03 24, 40418 Düsseldorf

EMOTIONALE ERZIEHUNG
EMOTIONALE ERZIEHUNG

Heike Baum, Spielpädagogin, Gruppendynamikerin und Supervisorin (DGSv), leitet Seminare mit dem Schwerpunkt »Emotionale Erziehung« für Eltern und Erzieher.

Kleine, handliche Praxisratgeber für alle, die mit Kindern im Vorschulalter umgehen: spielerische, alltagsnahe und leicht umzusetzende Anregungen, um die soziale und emotionale Kompetenz von Kindern zu stärken. Nach einem übersichtlichen Informationsteil zum entwicklungspsychologischen Hintergrund und pädagogischen Umgang mit einem wichtigen Gefühlsbereich enthält jeder Band praktische Spielideen und Übungen.

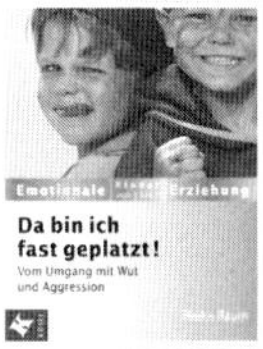

Da bin ich fast geplatzt!
Vom Umgang mit Wut und Aggression
ISBN 3-466-30585-3

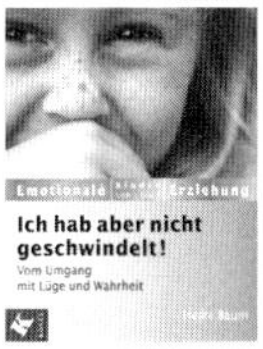

Ich hab aber nicht geschwindelt!
Vom Umgang mit Lüge und Wahrheit
ISBN 3-466-30587-X

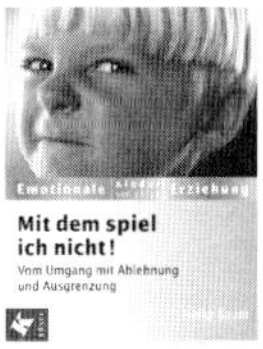

Mit dem spiel ich nicht!
Vom Umgang mit Ablehnung und Ausgrenzung
ISBN 3-466-30588-8

Jeder Band:
48 Seiten, kartoniert,
durchgehend illustriert

KÖSEL

LEBEN MIT KINDERN
LEBEN MIT KINDERN